DES CAUSES DE LA DURÉE

ET

DE LA CHRONICITÉ

DE

L'OTITE MOYENNE SUPPURÉE

PAR

Albert MARLIÈRE

Docteur en Médecine de la Faculté de Paris

LAVAL

IMPRIMERIE ET STÉRÉOTYPIE E. JAMIN

8, Rue Ricordaine, 8,

—

1896

DES CAUSES DE LA DURÉE

ET

DE LA CHRONICITÉ

DE

L'OTITE MOYENNE SUPPURÉE

DES CAUSES DE LA DURÉE

ET

DE LA CHRONICITÉ

DE

L'OTITE MOYENNE SUPPURÉE

PAR

Albert MARLIÈRE

Docteur en Médecine de la Faculté de Paris.

LAVAL

IMPRIMERIE ET STÉRÉOTYPIE E. JAMIN

8, Rue Ricordaine, 8,

1896

A MES CHERS ET BONS PARENTS

*Témoignage de reconnaissance et de
sincère attachement.*

A MON PRÉSIDENT DE THÈSE

MONSIEUR LE PROFESSEUR TILLAUX

Professeur de clinique chirurgicale
Chirurgien de l'Hôpital de la Charité
Membre de l'Académie de médecine
Commandeur de la Légion d'honneur

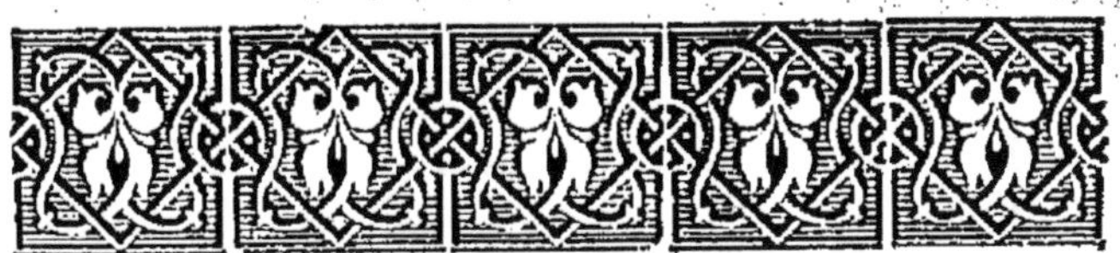

TABLE DES MATIÈRES

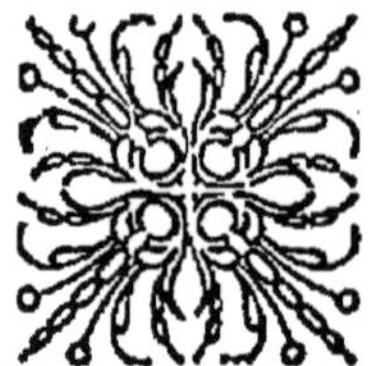

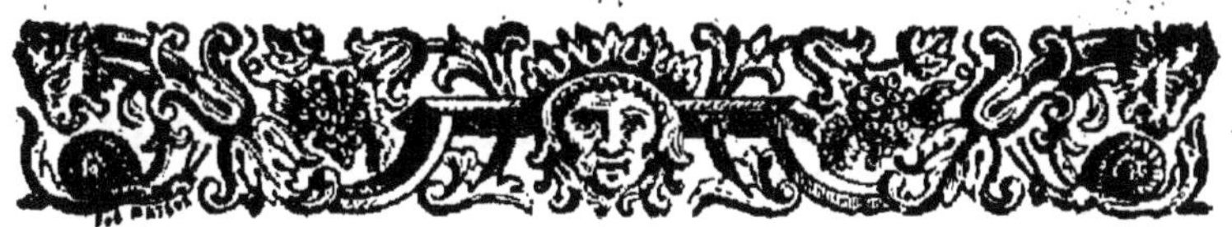

INTRODUCTION.

Si l'otite moyenne suppurée, non ou défectueusement traitée, est, parmi les affections de l'oreille, une des plus communes, elle est la plus dangereuse par les complications qu'elle détermine et par les lésions irréparables qu'elle entraîne, complications assez graves pour amener la mort, lésions assez prononcées pour assurer une surdité définitive. Aussi dirons nous volontiers avec Trœltsch. « Citez-moi une autre cavité du « corps humain qui, aussi étroite que la caisse « du tympan, confine de toute part à des organes aussi importants. »

Ayant eu le bonheur, dans nos deux dernières années d'études, de suivre régulière

ment une clinique otologique et ayant été
aux prises, d'une part avec le malade atteint
d'une otorrhée ancienne non traitée, et d'autre part avec la lenteur souvent décourageante
de la guérison ; sans pour cela croire qu'il
y ait une lacune à combler, nous avons voulu,
joignant aux connaissances personnelles
que nous avons pu acquérir les recherches
déjà faites sur le sujet, grouper dans une vue
d'ensemble les causes qui prolongent l'o-
torrhée.

Nous avons été guidé surtout par ces ten-
dances actuelles qui font passer avant le traitement local le traitement général et l'étiologie avant le fait brutal.

Ce sujet est très vaste et il a fallu nous
restreindre ; il eût peut-être été préférable
d'approfondir une cause, plutôt que de les
étudier toutes, mais superficiellement.

Cette étude d'ensemble n'a jamais cependant été faite, du moins à notre connaissance,
et sur ce fait repose la justification de notre
travail.

Donnant au mot otorrhée le vrai sens qu'il doit avoir, nous laisserons de côté les suppurations de l'oreille externe ne se propageant pas à la caisse, nous ne parlerons pas non plus des suppurations de l'oreille interne. Nous limiterons donc notre sujet à l'oreille moyenne.

Mais il ne suffit pas de voir le péril, il faut l'éviter et d'une impasse il faut sortir, aussi à côté du mal doit se trouver le remède.

Nous donnerons donc la thérapeutique à suivre dans chaque cas particulier.

Pour les opérations chirurgicales cependant, nous nous contenterons de les indiquer sans les décrire.

Nous serons pleinement satisfait si la lecture de ce travail peut suggérer à quelques confrères, le désir d'approfondir la question et, si son seul mérite est d'être un résumé avec quelques observations personnelles à l'appui d'ouvrages plus complets, plus savants et infiniment supérieurs.

C'est au docteur Rattel que nous devons

le sujet de cette thèse. Nous le remercions ici pour nous avoir initié avec un dévouement sans bornes doublé d'une mansuétude bienveillante à la science otologique, nous lui sommes également très reconnaissant pour les conseils excellents qu'il nous a donnés tant au point de vue médical que social.

Nous remercions aussi tous nos maîtres des hôpitaux qui ont développé en nous l'amour de l'humanité et le désir de la soulager.

Nous prions particulièrement M. Schwartz de vouloir bien recevoir ici l'expression de notre gratitude pour l'enseignement pratique de la pathologie chirurgicale qu'il nous a donné et M. Robin pour le bon souvenir qu'il nous a laissé de son service médical à la Pitié.

Que M. Tillaux veuille bien recevoir ici l'assurance de notre profonde reconnaissance pour l'honneur qu'il nous a fait en acceptant la présidence de cette thèse.

CHAPITRE I

Les sorciers, a-t-on dit, eurent une large part dans la fondation de notre thérapeutique. Ce sont là des erreurs qui datent d'un autre âge mais qui se sont perpétuées presque jusqu'à notre époque.

Elles étaient, au XVIᵉ siècle, admises par les médecins même. Ambroise Paré raconte les exploits d'un diable domicilié dans le canal rachidien d'un de ses clients et Jean Wier, cité par Axenfeld dit avoir vu un sorcier s'élever dans les nues en tenant la queue de son cheval, sa femme suspendue à ses pieds et sa servante accrochée aux jupons de cette dernière.

Wier (1), cité plus haut, ayant voulu ensuite réagir contre ces croyances, fut traité par Bodin d'homme très méchant ou très ignorant et beaucoup expièrent comme lui l'avance qu'ils prirent sur leur époque.

Ces principes n'étaient pas pour faire avancer la médecine, et, dans certaines contrées de la France, en Bretagne, Normandie et Lorraine, il se trouve encore des campagnes où il reste quelques unes de ces croyances.

C'est un empirique qui, au moyen de remèdes secrets, guérit certaines affections et la gourme, les écrouelles, la scrofule, les otorrhées excitent le plus leur talent.

On y ajoute foi, surtout si ces remèdes inspirés par la cupidité et l'habileté du charlatanisme sont accompagnés de paroles occultes et les phylactères sont encore nombreux.

A côté de ces croyances superstitieuses, il est des opinions, fausses encore et assez répandues au sujet de l'otorrhée.

1. *De maleficiis dæmonium et incantatinibus veneficiis.*

Beaucoup de personnes ne voient dans l'écoulement d'oreille, qu'un dérivatif, une crise salutaire pour la santé de l'enfant, c'est ce préjugé aussi vieux que le monde qui, d'après Hermet, a fait plus de sourds-muets que les mariages consanguins.

Cette idée partagée par Du Verney (1683) fut reprise par Itard (1838) et Trœltsch nous apprend qu'il mit des cautères après la suppression du flux otorrhéique jusqu'à ce qu'il eût vu plusieurs malades ne pas s'y soumettre et n'en être pas incommodés. Bonnafont s'éleva lui aussi contre cet absurde préjugé qui confondait dans l'otorrhée la rétention et l'arrêt de sécrétion.

Aussi ne doit-on pas accepter sans réserve les quelques rares cas où un écoulement supprimé a donné à une tuberculose pulmonaire une marche plus rapide.

Parfois c'est encore le médecin ou le pharmacien qui entretient ces erreurs en disant aux parents que l'âge seul et le changement d'air auront raison de cette affection. Disons qu'Itard, dans toute sa pratique, n'a trouvé qu'un cas propre à lui donner cet espoir.

Le progrès, en effet, doit lutter contre la routine; l'erreur de tout temps a eu ses adorateurs, ses défenseurs et ses spéculateurs.

Ce préjugé peut-être a pris naissance dans ce fait que, tant que l'écoulement existe, on entend assez bien et parfois beaucoup mieux que lorsqu'il est tari. Après un arrêt de secrétion en effet, le tissu connectif de formation nouvelle de la muqueuse, se rétracte et fixe les osselets plus solidement, tandis que la mobilité est rendue par le retour de l'écoulement.

Le malade, peu préoccupé de son affection, préférera entendre et avoir une otorrhée, il répandra cette idée autour de lui et si un accident survient il ne pensera pas à le mettre sur le compte de son imprévoyance.

Parfois aussi c'est le malade qui cherche à dissimuler son état chronique et qui pour de prétendues raisons sociales refuse de se faire soigner.

Une autre raison, est qu'on ne voit le danger que le jour où les accidents éclatent et succèdent aux symptômes purement objectifs.

Le malade ne voit dans l'affection d'oreille que la surdité, la maladie commence et finit là et le médecin a parfois beaucoup de peine à obtenir des éclaircissements sur le début de l'affection.

Or, l'otorrhée n'étant pas incompatible avec l'ouïe, du moins au début, le malade ne viendra consulter que lorsque des accidents seront survenus.

Il reste enfin les traitements défectueux.

Certains médecins croient avoir assez fait pour la maladie quand ils ont calmé la douleur par des injections de pavot ou de guimauve ou des instillations d'une huile simple ou composée, parfois ils se contentent d'un simple lavage à l'eau boriquée ou à l'eau tiède. Quelquefois aussi c'est une injection irritante qui fait mal au malade.

Ce n'est qu'en présence de la chronicité de l'affection que l'on va voir un spécialiste, et, dans les cliniques de ce genre, il n'est pas rare de voir arriver des malades avec un écoulement datant de 8, 10, 20 ans et plus, et venant demander un conseil sans y attacher une grande importance.

CHAPITRE II

OREILLE EXTERNE. TYMPAN

§ I. *Causes anatomiques*. — La stagnation du pus et la difficulté de son écoulement contribuent pour beaucoup à rendre permanent et à entretenir l'état chronique qui favorise l'écoulement.

Ce résultat est, dans l'oreille externe, obtenu par des causes physiologiques et pathologiques.

La sortie du pus venant de l'oreille moyenne n'est pas facilitée par la direction flexueuse du conduit auditif; d'abord dirigé en avant, il s'incline en arrière pour prendre de nouveau sa direction première; il en résulte deux coudes et trois branches. Le pus stagne volontiers dans ce trajet et ce n'est pour ainsi dire que par regorgement qu'il s'écoule au dehors.

Cette stagnation est favorisée aussi par la direction du tympan.

L'axe de cette membrane est dirigé de dedans en dehors, de haut en bas et d'arrière en avant, son angle d'inclinaison peut atteindre 40 à 45° et une verticale partant du bord supérieur du tympan, tombe à 6 mm. en avant de l'inférieur (Testut).

D'autre part, le conduit auditif externe s'incline légèrement pour rejoindre la partie inférieure du tympan et leur réunion forme un espace angulaire, un cul-de-sac étroit, anguleux, déclive, où le pus s'amasse facilement.

Des injections bien faites remédieront à ces inconvénients naturels et c'est une des raisons pour lesquelles elles doivent être fréquentes et abondantes.

§ II. *Otites externes.* — Les otites externes circonscrites, furoncles, hydrosadénites compliquent assez souvent les suppurations de la caisse et, Szènes (1) a même cité à ce propos des observations où une otite externe survenant dans le cours d'une otite moyenne peut la guérir, mais, ce n'est pas le cas habituel et ces otites peuvent être causes de la chronicité de l'otorrhée.

On a constaté que le pus de ces furoncles contenait les différentes variétés de staphylococcus et nous verrons plus loin que cet agent se rencontre presque toujours dans l'otite chronique. On peut admettre qu'ayant une voie ouverte vers la caisse ils y pénètrent et s'y installent.

L'inflammation peut aussi se transmettre à la partie supérieure de la caisse, par envahissement et effraction de la membrane flaccide et même, d'après Schmiegelow, par

—————

1. *Revue de laryng. otol* (etc.), 15 janvier 05.

la persistance congénitale d'un pertuis fistuleux à cet endroit.

Les otites externes généralisées, poussées eczémateuses, acné (etc.) ont une influence non moins manifeste, elles se compliquent souvent de myringite et de perforation, ou bien c'est une ulcération graduelle et une fonte purulente du tympan, mais c'est surtout le fait des inflammations chroniques. Il se forme un rétrécissement, ou il se développe un polype qui s'oppose à la sortie du pus, le tympan se macère et se détruit consécutivement.

On a alors un catarrhe purulent de la caisse qui est presque inévitable dans les cas d'ostéite ou de périostite du conduit et qui ne disparaîtra qu'avec la cause qui lui a donné naissance.

§ III. *Rétrécissement. Tumeur.* — C'est surtout en s'opposant à l'écoulement du pus que les rétrécissements et les tumeurs du conduit auditif prolongent l'otorrhée.

Les atrésies du conduit peuvent être congénitales ou acquises, elles peuvent atteindre les parties molles ou osseuses.

L'atrésie des parties molles peut être consécutive à l'otite moyenne suppurée, elle peut survenir dans l'eczéma chronique, consécutivement aux furoncles, abcès, brûlures, cautérisations par le galvanocautère, otite blénorrhagique (Ladreit de Lacharière), compression externe et prolongée des parois du conduit.

Le rétrécissement a en général la forme d'une fente il est dû au rapprochement des parois antérieures et postérieures, les rétrécissements annulaires se rencontrent aussi.

On a proposé comme traitement la dilatation (éponge, laminaire, etc).

En dehors des polypes du conduit et des condylomes de nature syphilitique encore assez nombreux puisque Wundemann, sur 1200 syphilitiques, en a trouvé 6, il existe deux variétés de tumeurs pouvant prolonger l'écoulement ; l'une très rare (la tumeur sébacée), l'autre commune (l'exostose).

La tumeur sébacée est formée de cellules épidermiques et est entourée d'un tissu aréolaire. Sa grosseur varie d'un grain de millet à une noisette, elle peut s'étendre vers le tympan et s'accompagne généralement d'une suppuration fétide.

Les tumeurs osseuses du conduit auditif ont reçu différents noms ; appelées ostéomes par Toynbee et exostoses par Rokitanski, le mot exostoses a prévalu, elles occupent en général la partie inférieure du conduit.

Ce sont des tumeurs arrondies formées de tissu compact et spongieux, on a cité comme cause la syphilis, l'arthritisme, la goutte, l'hérédité : les ex ostose acquises sont en général plus grosses que les congénitales, elles peuvent aussi succéder à un traumatisme même léger (cure-oreille par ex.), une périostite chronique, une suppuration de la caisse, paraissent en être la cause habituelle.

Les habitants du bord de la mer y sont

spécialement prédisposés et on a invoqué alors l'irritation produite par le chlorure de sodium.

Ces tumeurs, qui restent souvent stationnaires, peuvent disparaître avec l'otorrhée qui les a produites.

L'exostose unique et volumineuse est surtout à craindre, les exostoses multiples et petites laissent des orifices latéraux pour la sortie du pus et ne favorisent pas comme les précédentes la rétention, on les rencontre surtout près du tympan.

Une exostose peut devenir spongieuse et se couvrir de granulations charnues, l'ablation est alors nécessaire, on peut se servir de l'écraseur ou du tour de White si en usage chez les dentistes. Très souvent la suppuration cesse lorsque la tumeur est enlevée.

§ IV. *Corps étrangers.* — Un corps étranger introduit dans le conduit auditif peut déterminer de la douleur, du gonflement et devenir une cause d'irritation suffisante pour amener une ulcération et une perforation du tympan. Une suppuration prolongée de la caisse peut en être la conséquence.

Ces faits cependant sont rares, car, pour qu'il y ait écoulement persistant le corps étranger ne doit pas obstruer le conduit complètement, de plus les douleurs sont assez fortes pour provoquer une intervention. On peut considérer le cérumen comme un corps étranger, car souvent avec le temps, il devient dur, résistant et se trouve enveloppé de plusieurs couches d'épiderme. Il peut en résulter un afflux sanguin, une secrétion purulente et une perforation du tympan. Ribes, Chauveau et d'autres ont cité des exemples de ce genre.

Quoique l'engouement cérumineux soit commun, par la constitution même de l'individu ou par une habitude acquise comme les Girondines qui ont la tête et les oreilles constamment entourées d'un foulard, ou les paysans du nord-ouest qui ont continuellement sur la tête un bonnet de coton très enfoncé et quoique les lésions de l'oreille moyenne coexistent très souvent avec cet engouement (200/0 environ) le cérumen est rarement une cause d'otorrhée.

§ V. *Aspergillus*. — L'aspergillus se rencontre souvent dans les otites suppurées, sa présence détermine une irritation assez vive. On a observé deux variétés de ce champignon, l'Aspergillus glaucus et nigricans.

La durée de l'écoulement peut être dûe à sa présence. M. James (1) a rapporté un cas de ce genre.

L'écoulement apparu en 1849 cessa en 1870 et reparut en 1880 pour continuer jusqu'à l'époque où le malade vint le voir (1891). Il constata à gauche une perforation centrale comme une tête d'épingle et dans le conduit une inflammation et une matière membraniforme de couleur noire due à l'aspergillus. Le traitement fit disparaître l'é-

1. *New Orléans, med. and surg. journal*, déc., 1891.

coulement et fit recouvrer l'ouïe perdue depuis longtemps.

M. Lœwenberg (1880) pense que ces champignons peuvent être apportés par des solutions médicamenteuses altérées. Il cite une observation où une otorrhée marchait vers la guérison quand, subitement, l'écoulement augmenta, devint plus aqueux, et le microscope décéla l'aspergillus, on le trouva aussi dans le liquide des injections.

Les huiles que l'on met dans l'oreille dans les cas de douleurs intenses, comme l'huile d'amande douce, l'huile camphrée peuvent, d'après le même auteur, devenir un terrain favorable pour le développement de l'oto-mycosis ; l'écoulement une fois produit, est entretenu par le champignon même.

La teinture d'opium et les liquides anti-septiques ou bouillis sont préférables à ces huiles,

Les solutions et poudres antiseptiques, les instillations d'alcool, réussissent contre cette affection, on a recommandé aussi le sulfate de cuivre à 2 0/0.

§ VI: *Larves de mouches*. — On a cité quelques observations de larves de mouches dans l'oreille (Bertrand, Itard, Stœhr, Block, Voltolini, Baxter). Le docteur Raoult (1) rapporte un cas d'otite moyenne double consécutive à des larves de mouches et provenant d'œufs éclos dans le conduit.

Ordinairement, la souffrance provoque une intervention qui s'oppose à la chronicité de l'écoulement, mais parfois aussi, soit par incurie ou par appréhension, l'écoulement peut persister.

MM. David et Estor (2) ont vu une otorrhée datant de trois mois occasionnée par des larves de mouches, nécessiter une trépanation de l'apophyse et le docteur Fargeon, cité par Rossi (3), vit une otorrhée d'un

1. *Journal des Praticiens*, 17 février 1894.
2. *Archive de méd. et de chirurgie militaire*, septembre 1893, p. 250.
3. *Trattato delle malatt. d'orechio*, 1885.

2.

mois entretenue par la même cause. Les docteurs Yanco et Ananian (1) ont rapporté aussi des cas semblables.

C'est surtout à *musca vomitoria* et à *musca carnis* que ces accidents doivent être rapportés, on a signalé aussi des larves d'œstres. Enfin M. Mégnin cite deux cas de sarcophila Wohlfarti. Un écoulement fétide et âcre est aussi une cause d'attraction pour les mouches qui déposent leurs œufs dans le conduit, ces œufs éclosent et les larves, émigrant vers le tympan, peuvent par la perforation entrer dans la caisse (observations de Morgagni, Bérard, Mascarel).

Les grands lavages, les instillations de glycérine phéniquée à 1/30 ont été recommandées. Au premier signe de mastoïdite on doit faire la trépanation.

§ VII. *Myringite chronique. — Situation de*

<hr>

1. *Gazette des hôpitaux, de l'empire Ottoman,* 1887. *Les maladies parasitaires chez l'homme, les animaux domestiques et sauvages,* Paris, 1881.

la perforation. — La myringite chronique
est souvent suivie de perforation et de catarrhe purulent de la caisse.

De plus, la guérison de la myringite est
souvent difficile à obtenir et sa marche indolente, à part quelques élancements et parfois
un écoulement léger, n'attire pas l'attention.
Elle peut donc être une cause d'otorrhée persistante et on aura facilement raison d'elle
par les substances astringentes et la médication anti-scrofuleuse.

Plus la perforation sera élevée et plus
elle sera petite, plus elle se fermera difficilement, et, plus aussi l'écoulement purulent
sera difficile à tarir. La disposition des
fibres dans la région du cône lumineux semble nuire à la cicatrisation. Il en sera tout
autrement pour les perforations inférieures.
Les perforations périphériques se compliquent souvent de carie du marteau ou de
l'anneau tympanique. Enfin on sait que les
grandes perforations se ferment difficilement.

La rétention du pus, d'après Bezold, n'entretiendrait pas l'otorrhée, il met en parallèle les perforations, petites dans les otites primitives et larges dans les maladies infectieuses ; la durée pour lui serait due à la mastoïdite.

Cette opinion n'est pas admise et on peut lui opposer des cas d'écoulements taris par l'aggrandissement de la perforation.

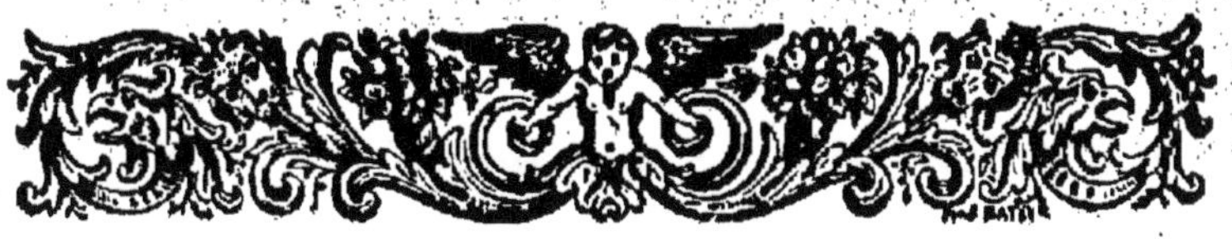

CHAPITRE III

CAVITÉS NASO-PHARINGIENNES.

La fréquence des complications auriculaires dans le cours des maladies naso-pharyngiennes est assez grande et est bien connue.

On n'attache pas cependant à ces affections l'importance réelle qu'elles ont dans la genèse de l'otorrhée, là peut-être en est la cause la plus fréquente, et Paul Jany (1) sur 34 otites moyennes prises au hasard d'une consultation en a trouvé 31 consécutives à une affection rhino-pharyngienne.

Swinburne (2) sur 1000 cas d'otites moyen-

1. *Des rapports des maladies de l'oreille moyenne avec les affections du rhino-pharynx*, thèse, Paris, 1894.
2. *Médical record*, 1892.

nes n'en a trouvé que 47 non accompagnées d'affection nasale. Le docteur Clarence J. Blacke arrive au même résultat dans une communication qu'il fit à la Société de laryngologie de l'Académie de médécine de New-York.

Les muqueuses du nez, du pharynx, des trompes et de la caisse sont en continuité ; elles sont identiques comme structure et possèdent un réseau vasculaire et lymphatique très développé et communiquant largement. Aussi l'affection d'une de ces régions peut se propager facilement à l'autre, et l'inflammation de la muqueuse naso-pharyngienne entretiendra la suppuration de la caisse.

L'obstruction nasale a une influence indubitable sur l'otorrhée. L'air, forcé de passer par la bouche, n'est pas à une température convenable et il n'est pas débarrassé des germes qu'il contient, il en résulte une irritation continuelle des cavités naso-pharyngiennes, cause d'une inflammation qui se propage facilement à l'oreille. Une fois cet obstacle enlevé, la ventilation de la caisse se fait mieux et l'otorrhée souvent ne tarde pas à guérir.

Catlin (1), qui a vécu parmi les peaux-rouges, raconte que sur deux millions d'Indiens, pas un ne respire par la bouche et n'est sourd, on trouve à peine 3 ou 4 sourd-muets. En consultant les chefs de 150 tribus jusqu'à dix années en arrière, dit-il, aucun d'eux ne se rappelle un compatriote sourd et même dur d'oreille.

Il n'est pas question ici d'otorrhées, mais cette affection doit être aussi éliminée, car elle provoque toujours un peu de surdité. Pour cet auteur, cela tiendrait à l'habitude qu'ont les mères indiennes de fermer la bouche de leurs enfants quand ils ne respirent pas par le nez.

On peut citer comme cause d'obstruction du nez, la déviation de la cloison, l'hyper-

1. *History of the north american Indians.*

trophie de la muqueuse des cornets, les polypes, les corps étrangers. Ces causes, comme on le voit, sont nombreuses, aussi doit-on, dans une otite chronique, se poser comme règle d'examiner toujours les fosses nasales et faire en sorte que la respiration par cette voie soit toujours possible. On a cité des cas d'otite suppurée survenant à la suite de cautérisations du cornet inférieur et ayant amené une obstruction nasale.

L'infection suit la trompe d'Eustachi pour déterminer l'état aigu et constituer plus tard l'état chronique de la caisse ; il en résulte que toutes les conditions pathologiques pouvant atteindre le naso-pharynx pourront entretenir l'otorrhée.

Les fosses nasales peuvent être considérées comme une voie d'infection largement ouverte, la propagation peut se faire aux oreilles comme elle se fait au pharynx, au larynx, à la trachée, aux poumons. M. Lacroix (1) explique ainsi les affections

1. *Traitement des épaississements de la cloison des fosses nasales*, thèse, Paris, 1895.

dues à cette origine : On peut, dit-il, considérer les fosses nasales comme un filtre,
et comme tous les filtres, elles emmaga-
sinent beaucoup de microbes pathogènes
(Straus) ; à l'état normal, le mucus nasal est
bactéricide (Zaufal, Lermoyez et Wurtz (1),
Cornet). Claisse (2) admet qu'en diluant les
microbes, il rend leurs toxines moins dangereuses, mais cette propriété cesse lorsque
ce mucus s'altère, c'est alors que l'infection
peut arriver.

Les organes lymphoïdes qui existent dans
toute la région contribueraient aussi à empêcher l'infection de l'économie, c'est le phé-
nomène de la phagocytose et c'est l'opinion
défendue par M. Zuckerland dans la revue
des sciences médicales du 15 juillet 1887.

Mais qu'il survienne un trouble quelconque portant atteinte à l'un ou l'autre de ces
facteurs, les fosses nasales deviennent un

1. Pouvoir bactéricide du mucus nasal, *Ann. des
mal. d'oreille*, août 93.
2. *Semaine médicale*, 14 juin 93.

milieu favorable à l'éclosion de tous les germes pathogènes qu'elles contiennent.

Pour M. Lacroix (1) l'éperon de la cloison nasale retient derrière lui le pus qui ne peut trouver un écoulement. Ce pus, ordinairement avalé, peut donner une laryngo-bronchite, mais il peut aussi, dans un mouvement d'effort, être projeté dans la caisse.

M. Lecointre (2) a attiré récemment l'attention sur l'hypertrophie du segment postérieur des cornets du nez. Cette affection coïncide souvent avec la présence de végétations adénoïdes et disparaît avec leur ablation, mais parfois aussi leur persistance nécessite une intervention. Cette hypertrophie paraît agir sur l'oreille en entravant la circulation locale.

La muqueuse tubaire irritée s'enflamme, se congestionne et il peut en résulter une atrésie complète modifiant les conditions de pression dans la caisse.

1. *Loc. cit.*

2. *Hypertrophie du segment postérieur des cornets,* thèse, Paris, 1895.

D'après M. Lecointre les otites suppurées auraient dans ces cas une fréquence de 10 0/0.

On a signalé des tumeurs que l'on pourrait confondre avec l'hypertrophie du segment postérieur (fibromes, myxomes, papillomes, polypes, kystes rétronasaux (Wright et Barett) polypes fibreux des choanes (Mackenzie et Chiari).

La durée de l'otorrhée sera liée à la cause qui lui a donné naissance. On devra donc se débarrasser de cette hypertrophie. Le traitement médical et hygiénique de la rhino-pharyngite (eau boriquée, naphtol, résorcine, salycilate de soude, etc.); peut à la rigueur réussir, mais, à l'inconvénient d'être très long, ce traitement joint celui d'être souvent inefficace, aussi l'intervention chirurgicale paraît indiquée. On a proposé l'ablation avec l'anse métallique chaude ou froide, la réduction ignée, électrolytique. C'est au travail de M. Lecointre que nous renverrons le lecteur désireux d'étudier cette question.

L'antisepsie buccale et naso-pharyngienne

est donc nécessaire toutes les fois que dans ces régions existe un état inflammatoire.

L'inflammation peut disparaître si la cause est enlevée (végétations, polypes, épine nasale, etc.), et dans le cas de catarrhe nasopharyngien ou de la pharyngite on doit chercher à faire l'antisepsie de ces cavités et à en modifier la muqueuse.

Les lavages paraissent agir par leur pouvoir antiseptique et par leur action mécanique en entraînant les mucosités adhérentes aux parois.

Pour arriver à ce résultat la force du jet est nécessaire, ce résultat est obtenu en plaçant le récipient à 1 m. 50 environ de hauteur, ces lavages doivent être abondants (1 litre chaque fois) et fréquents (3 par jour). Ils doivent être faits avec une solution bouillie et tiède.

On peut employer le salycilate de soude (1 cuillerée à café par litre), le naphtol (0,05 par litre), une solution de résorcine, d'acide salycilique au millième, d'acide phénique au

1/500 de sublimé au 1/10000. On peut aussi employer une solution saturée d'acide borique.

On doit faire concurremment des irrigations nasales, des douches de la gorge et des gargarismes, les simples lotions du nez sont insuffisantes.

Dans certains cas, les irrigations nasales postérieures seront nécessaires, surtout lorsque le pharynx nasal sera en cause. On se servira avec avantage de la sonde spéciale du Docteur Rattel (1). Ces irrigations seront faites avec le siphon de Weber ou le bock à injection. On a proposé aussi le gargarisme rétrograde.

Les enfants se prêtent peu en général à cette thérapeutique, on est alors obligé de les tenir et l'irrigateur Eguisier remplace avantageusement les appareils cités plus haut.

1. Voir à ce sujet la thèse récente de M. Deglaire, *Des inflammations chroniques du naso-pharynx*. Paris, 1896.

Indépendamment des pharyngites on a cité comme cause d'otorrhée persistante l'hypertrophie de la tonsille rétro-pharyngienne et les végétations adénoïdes.

M. Cheval (1), de Bruxelles, a étudié l'hypertrophie de cette amygdale au point de vue des complications auriculaires. Appelée rétro-pharyngienne par Bosworth, cette tonsille existe dans la moitié postérieure de la voûte du naso-pharynx ; c'est un tissu mou et spongieux, à la périphérie elle passe à l'état de granulations et elle peut tapisser le fond des fossettes de Rosenmüller.

Cette inflammation, dit M. Cheval, ne se rencontre guère que chez les enfants et elle coïncide le plus souvent avec l'hypertrophie de tous les éléments lymphoïdes et un catarrhe du naso-pharynx.

Elle peut obturer l'orifice de la trompe et même envoyer un prolongement dans son

1. *De l'hypertrophie de la tonsille rétro-pharyngienne et de ses complications végétations adénoïdes,* etc. Bruxelles, 1894, Lamertin.

orifice, d'où le nom d'amygdale tubaire. Le catarrhe peut s'étendre jusqu'à la caisse et occasionner une inflammation purulente avec toutes ses conséquences.

La guérison spontanée est très rare et cette hypertrophie entretiendra l'otorrhée ; un traitement actif devra donc être institué.

M. Cheval propose les cautérisations à l'acide chromique, au nitrate d'argent, la galvanocaustie pourra aussi être employée.

Les instruments servant à l'ablation de cette tonsille sont nombreux ; citons la pince de Lœwenberg, l'adénotome de Delstanche, le tonsillitome rétro-pharyngien de Schutz, la curette de Hartman.

Si on a étudié les végétations adénoïdes au point de vue de leur action sur l'oreille, on semble avoir négligé leur influence sur la marche et la durée de l'otite moyenne suppurée, cela tient à ce que, en présence d'une otorrhée, on se préoccupe moins de l'étiologie de l'écoulement que de l'état de l'oreille.

Bartoli (1), sur une statistique de 169 enfants atteints de végétations adénoïdes, en trouve 48 sourds, mais sans écoulement et 29 ayant de l'otorrhée. Meyer et Woakes ont trouvé que 1/5 à peine des enfants atteints de végétations échappent à des complications auriculaires et Chaumier, sur 232 cas, a trouvé 9 otorrhées chroniques et 9 écoulements passagers.

M. Lœvenberg explique la propagation à l'oreille par la raréfaction de l'air dans la caisse et par l'irritation transmise par la trompe. Blacke incrimine la congestion tubaire occasionnée par la difficulté de la circulation de retour, il en résulte un trouble de nutrition qui peut amener des ulcérations et une suppuration.

Peut-être agissent-elles aussi en gênant les mouvements du voile du palais et en supprimant la pression normale de l'air dans le naso-pharynx.

L'otite peut être chronique d'emblée ou sur-

1. *Des végétations adénoïdes du pharynx nasal*, thèse Paris, 1893.

venir à la suite de l'inflammation plus vive des végétations. Ordinairement les deux oreilles sont prises mais à des degrés différents. L'otorrhée se guérit rarement et si elle le fait, de nouvelles poussées peuvent survenir ensuite et il n'est pas rare de voir des enfants avec un grand nombre de perforations successives.

Les végétations adénoïdes sont plutôt une cause de prolongation qu'une cause étiologique d'otorrhée. L'otite offre dans ces cas au traitement local de l'écoulement une résistance plus grande que dans les cas ordinaires, mais, par contre, la guérison est facilement obtenue si on s'attaque à la cause même, aux végétations.

Les tumeurs adénoïdes disparaissent parfois d'elles-mêmes dans l'adolescence, mais c'est un fait assez rare et il serait dangereux d'attendre leur guérison spontanée; des complications cérébrales peuvent en effet survenir, témoin la mort de François II, due, d'après M. Potiquet, à une otorrhée s'étant propagée au cerveau et ayant eu comme cause des végétations.

Cette hypertrophie du tissu adénoïde existe chez les enfants lymphatiques, le traitement général est donc nécessaire, les lotions froides, les toniques, l'iode, l'arsenic, les corps gras (etc.), trouvent leurs indications. Mais le traitement local est aussi indispensable.

Si les végétations sont volumineuses, on pourra les enlever avec la pince, si elles sont petites on se servira avec avantage du couteau de Gottstein. On a proposé aussi de les cautériser avec le nitrate d'argent mitigé de Desmarres.

Les suites opératoires sont en général ex-cellentes, l'écoulement ne persiste que dans le cas où d'autres lésions existent (carie, granulations, etc.). Souvent l'état général s'en ressent et il en résulte une croissance post-opératoire bien mise en lumière par MM. Castex et Malherbe (1) et Mme Magnus (2).

1. *Presse médicale*, 31 mars 94.
2. *Etude clinique des tumeurs adénoïdes, leur traitement chirurgical, résultats post-operatoires*, thèse. Paris, 1895.

CHAPITRE IV.

OREILLE MOYENNE.

§ I. *Causes anatomiques*. — La caisse se prête facilement, surtout par sa paroi inférieure, à la rétention purulente.

Citons à ce sujet, M. Testut (1).

« La paroi inférieure affecte la forme d'une
« rigole à direction antéro-postérieure limi-
« tée en dedans par le promontoire, en dehors
« par le rebord osseux déjà signalé, haut de
« 1 mm. environ... L'existence de ce rebord
« fait que le plancher de la caisse est en
« contre-bas par rapport au conduit auditif
« externe. »

Comme on le voit, les rétentions sont faci-

1. *Traité d'anatomie humaine*, t. III.

les et le pus ne tarde pas à devenir un agent septique.

Disons encore que les ouvertures de la trompe et des cellules mastoïdiennes sont suffisamment élevées pour que le pus ne puisse trouver là un orifice de sortie.

§ II. *Corps étrangers de la caisse.* — Les corps étrangers du conduit sont rarement cause d'otorrhée chronique ; car, ou ils sont bien tolérés (Swann, 18 ans, Dudley, 10 ans, etc.), ou ils exigent leur extraction ; mais, il en est tout autrement lorsqu'ils tombent dans l'oreille moyenne. Cela arrive surtout par des manœuvres intempestives et principalement à la campagne. On trouve le cas trop simple pour qu'il soit justiciable du médecin, et comme on l'a dit humoristique-ment, c'est souvent une commère du voisinage armée de la pince d'un bijoutier qui est char-gée de l'extraction.

Si le corps est lisse (perle, caillou, noyau) on l'enfonce davantage : on a un gonflement du conduit et bientôt une perforation tympanique.

La suppuration de là caisse devient alors inévitable, parfois on doit intervenir de suite, mais parfois la tolérance a lieu et c'est à cette condition que ces cas peuvent entrer dans notre étude.

Il faudra alors surveiller le malade comme température et pratiquer souvent l'examen ophthalmoscopique ; il faudra se tenir prêt à agir au moindre symptôme de névro-rétinite, de tuméfaction du nerf optique ou d'hyperémie du fond de l'œil.

On peut, si le corps est petit, essayer de le faire sortir en couchant le malade sur le côté. Les injections seront inutiles si elles sortent par la trompe, il faudrait dans ce cas fermer l'orifice pharyngien tubaire. Il faudra intervenir chirurgicalement si ces moyens échouent. L'opération de Stacke est indiquée ; on décollera le pavillon, on sectionnera le conduit, et on tentera avec une pince l'extraction à travers l'orifice tympanique, on sera parfois obligé de faire sauter le mur de la logette.

Le tabac à priser peut aussi être la cause de suppuration prolongée en tant que corps étranger de la caisse.

Le docteur Haug (1) rapporte le cas d'un jeune homme qui voulut réprimer un éternuement dû au tabac en fermant la bouche et en baissant la tête, il en résulta une otite moyenne par la pénétration du tabac dans la caisse et on en retrouva de petits grains dans le pus.

Kessel a publié aussi une observation de ce genre. Indépendamment du catarrhe naso-pharyngien et de la rhinite qu'il provoque, le tabac à priser peut donc agir mécaniquement.

§ III. *Granulations, polypes.*— Nous avons réuni dans un même chapitre les granulations et les polypes ; souvent déterminés

1. *Archiv. f. orhenheilkunde*, band 32 *heft* 2.

par la suppuration, ils la prolongent à leur tour.

Les granulations sont très fréquentes, elles siègent sur la membrane du tympan ou dans la caisse même, aussi a-t-on réservé une place à l'otite granuleuse.

On peut les assimiler de tous points aux bourgeons charnus qui se produisent dans le travail de cicatrisation des plaies.

Par suite de l'irritation et de l'inflammation, la muqueuse perd son revêtement de cils vibratils et se couvre de petites excroissances charnues, le plus souvent non pédiculées, rouges, vasculaires et arrondies, que leur forme et leur aspect a fait appeler bourgeons charnus.

Toute la caisse peut en être remplie, surtout dans les processus suppuratifs anciens; parfois disséminés, ces bourgeons peuvent aussi être groupés.

En même temps qu'ils se multiplient, leur surface se trouve baignée de pus.

A l'intérieur de chaque bourgeon charnu

se trouve plusieurs vaisseaux qui se pénètrent et s'anastomosent en formant des anses d'autant plus fines qu'on se rapproche de la périphérie, ainsi s'expliquent ces petites hémorrhagies lorsqu'on les touche même légèrement.

Le pus qui est secrété est dû à un travail de désorganisation et trouve sa raison d'être dans toutes les causes d'irritation qui existent. L'inflammation de l'oreille moyenne produit ces granulations et en même temps la secrétion purulente. Cette sécrétion entretient ensuite l'inflammation.

Leur surface d'absorption est très grande et l'urine accuse en quelques instants la présence de l'iode déposé à leur surface.

Le froid, l'humidité, les changements de température, de saison, déterminent facilement leur retour, la sécrétion et la rétention du pus peuvent être causées par le gonflement de la muqueuse, il se concrète assez fréquemment.

Le tissu osseux est, lui aussi, parfois intéressé et, consécutivement à une ulcération de la muqueuse, il survient une carie ou une nécrose limitée de la paroi osseuse. Des granulations peuvent survenir à la suite de cette irritation, et si on vient à les toucher avec une sonde on éprouve une légère sensation de rugosité qui indique le processus ulcératif dont elles dérivent.

C'est alors que le traitement, pour être efficace, devra s'adresser aux lésions profondes.

Edward Woakes a employé l'acide sulfureux en solution étendue. Cette solution aurait l'avantage de dissoudre les sels terreux des particules osseuses, d'entraîner les sécrétions au-dehors, de désinfecter la surface malade et d'amener la cicatrisation.

Si les granulations sont volumineuses, il est préférable de les enlever à la curette tranchante. Ce traitement est en général facile et expéditif, mais très souvent aussi l'ablation n'a lieu qu'en partie, et, pour éviter une récidive, on devra cautériser les surfaces d'implantation.

On devra râcler l'os avec une fine curette, si l'os paraît mortifié. Beaucoup de caustiques ont été proposés, les acides minéraux, chromique, lactique, le perchlorure de fer, le sulfate de zinc, le nitrate d'argent, le galvanocautère, le chlorure de zinc.

Nous avons toujours vu ces deux derniers agents réussir dans les cas que nous avons eu à traiter, nous nous bornerons donc à eux.

Si la base est bien limitée et bien saillante, le galvanocautère est utile pour hâter la guérison, mais il faut une certaine habitude d'éclairage et une dextérité de main assez grande pour limiter la cautérisation à la base seule de la granulation.

L'emploi du chlorure de zinc est beaucoup plus facile, on peut employer une solution à 1/30. M. Montalescot (1) a traité cette question dans sa thèse inaugurale, et il a montré que ce médicament, à la qua-

1. *La chlorure de zinc et le trait. de l'otite moyenne supp. granuleuse, chronique* thèse Paris, 1894.

lité d'être inoffensif, joignait celle de donner toujours un résultat satisfaisant.

L'emploi de la curette est indiqué dans l'ostéite suppurée granuleuse et parfois une ablation d'osselet est nécessaire pour avoir une ouverture suffisante.

Le polype comme classification a soulevé de nombreuses polémiques et l'on est loin de s'entendre encore sur sa signification véritable.

Nous entendrons par le mot polype toute tumeur existant dans une cavité muqueuse et en même temps ayant une forme pédiculée, nous rangerons ainsi dans une même classe des tumeurs différentes comme texture : fibrome, mytome, etc.

« Presque toutes les tumeurs décorées, dit
« Blandin, du nom de polypes auriculaires,
« ne sont autre chose que des végétations
« fongueuses nées d'une phlegmasie chro-
« nique, d'un abcès, d'une fistule du con-
« duit auditif ».

Souvent, en effet, on appelle polype de l'oreille des bourgeons charnus exubérants et démesurément grossis. Ils surviennent après une suppuration chronique de la muqueuse de la caisse ou de la surface du tympan.

C'est une granulation qui s'est grandement développée, sa structure reste à peu près identique et la seule modification consiste dans la formation d'un nouvel épithélium à cils vibratils, voire même cylindrique ou stratifié.

Ces petits néoplasmes atteignent la grosseur d'un pois, d'une noisette et même davantage ; ils sont implantés sur la muqueuse de l'oreille moyenne ou sur les débris tympaniques. Bientôt, la caisse n'est plus suffisante à leur développement, c'est alors qu'ils font saillie dans le conduit et peuvent apparaître à l'extérieur ; on a comparé le polype dans ce cas à un battant de cloche.

L'otorrhée précède généralement le polype et est cause de sa formation, mais la suppuration primitive peut ne pas exister, les polypes remplissent d'abord la caisse et ne tardent pas à se faire jour à travers le tympan.

Ils entretiennent alors l'état inflammatoire de la région, soit en augmentant la production du pus, soit en s'opposant à la cicatrisation des ulcérations existantes.

Parfois le polype est la seule cause de l'écoulement, et une fois enlevé, l'otorrhée disparaît, parfois aussi il n'est qu'une cause accidentelle, il y aurait primitivement des ulcérations ou une carie osseuse.

Les polypes secondaires à une otorrhée peuvent se montrer à toutes les périodes de la maladie et même à la fin du premier mois, ils peuvent récidiver et dans un temps très court, quelques jours peuvent suffire.

Ils sont fréquemment associés aux tumeurs adénoïdes et surtout à l'hypertrophie de l'amygdale pharyngienne ou de Luschka, M. Souza-Leite (1), sur 45 cas de polypes, cite 11 cas où l'association existait.

1. *Des polypes de l'oreille et de leur traitement*, thèse Paris 95.

La classification de Buck pour les polypes de l'oreille est généralement acceptée, c'est celle que nous adopterons. Il en admet 4 variétés.

1° Les polypes muqueux sont les plus communs, ils sont souvent une transformation des fongosités du conduit auditif. C'est le cas des granulations de l'attique qui, en se développant, peuvent prendre le caractère des polypes, elles traversent par bourgeonnement l'orifice de perforation et s'épanouissent dans le conduit auditif externe. Ces polypes sont rouges et granuleux au début, ils deviennent plus tard mous et blanchâtres et saignent facilement.

2° Les polypes cellulo-fibreux ou simplement fibreux ont un pédicule qui pénètre jusqu'à l'os et y prend naissance ; ils sont entourés d'une membrane présentant les caractères histologiques de la muqueuse, ils sont rares, petits et ne récidivent pas.

3° Le myxome serait constitué par plusieurs couches d'épithélium pavimenteux recouvrant de petites papilles, et par un stro-ma infiltré de mucus.

4° Enfin l'angiome de Buck (*angioma cavernosum* de Wirchow) serait formé par des vaisseaux de nouvelle formation, le cas rapporté par Buck serait unique.

Ces deux dernières variétés sont très rares et les myxomes se rencontrent surtout dans l'oreille externe, ils ne sont alors cause d'otorrhée persistante qu'en s'opposant à la sortie du pus.

D'après la statistique de Moos et Steinbrügge, sur 100 polypes, 74 s'implantaient sur la paroi labyrinthique de l'oreille moyenne et 25 seulement dans le conduit auditif externe.

L'écoulement est ordinairement très fétide et rappelle la suppuration liée aux lésions osseuses ; cette fétidité peut être assez forte pour se répandre au loin et être pour le malade un sujet de répulsion, de plus, la santé s'altère, l'appétit se perd et la fièvre apparaît. Ces accidents arrivent surtout lorsqu'il y a de l'ostéite et c'est alors que les complications cérébrales sont à craindre.

Ces considérations montrent la nécessité d'un traitement énergique et d'une thérapeutique active.

L'arrachement pratiqué autrefois (Kramer, Toynbee, Triquet, Itard) paraît maintenant un procédé barbare ; il était douloureux et on opérait un peu au hasard. On a employé aussi les caustiques, chlorure de zinc (Triquet), acide chromique, nitrate d'argent, injection intersticielle de perchlorure de fer (Clarke), sulfate de cuivre (Lucae) ; enfin le galvanocautère a trouvé aussi son application. Mais les caustiques sont ou insuffisants pour faire disparaître le polype ou le temps qu'ils exigent est trop long et avec les instruments dont nous disposons l'excision paraît être la méthode de choix.

L'anse de Wilde est un progrès sérieux dans ce sens et, si de nombreuses modifications ont été faites à l'instrument primitif, le principe est toujours universellement adopté.

On peut ensuite cautériser les surfaces au chlorure de zinc de façon à empêcher les récidives.

§ IV. *Apophyse mastoïde.* — L'apophyse mastoïde peut être considérée comme un appendice ou un diverticulum de la caisse par les cellules qu'elle contient et la connexion qui existe entre les deux muqueuses, aussi, l'inflammation d'une cavité se communique-t-elle très facilement à l'autre.

Ces deux parties sont réunies par un canal (canal pétro-mastoïdien de M. Sappey, antre pétreux de M. Poirier) formant l'antre mastoïdien. Ce canal, dirigé obliquement de bas en haut et d'arrière en avant vient s'ouvrir à la partie postéro-supérieure de la caisse tympanique.

De même que celle de la caisse, la muqueuse de cette région se confond intimement avec le périoste et même en joue le rôle, aussi son inflammation réagit-elle presque inévitablement sur la nutrition osseuse.

On peut, avec M. Gellé, comparer les cavités mastoïdiennes à un tonneau plein dont la canelle serait en haut, le contenu ne peut en sortir et un foyer infectieux avec toutes ses conséquences en est le résultat. Il découle également de l'anatomie de ces deux régions que, toute mastoïdite prolongée contribue ou peut contribuer pour une large part à la prolongation de l'otorrhée. Il nous suffira donc de rechercher ce qui peut les occasionner et les faire durer.

M. Pauzat (1), en 1893, a attiré l'attention sur l'ostéomyélite possible du temporal qui peut exister dans cet os comme ailleurs. Cette opinion repose surtout sur les travaux de M. Lannelongue, 78-79, qui a montré que l'ostéite, la périostite, la carie et la nécrose ne sont que des manifestations différentes de l'ostéomyélite aiguë, subaiguë ou chronique. Le microbe de l'ostéomyélite, le *staphylococcus pyogenes aureus*, se trouve cons-

1. *Annales des mal. de l'oreille*, etc. 1893, p. 753.

tamment dans les fosses nasales et la gorge ;
il peut donc arriver dans l'oreille moyenne
par la voie tubaire. Il peut aussi se trouver
dans le conduit auditif et profiter d'une perforation. L'ostéomyélite du temporal est rare
mais elle est possible et elle peut être cause
d'une suppuration très longue.

L'otite moyenne suppurée est la cause
presque constante de l'inflammation des
cellules mastoïdiennes, et, dans presque
toutes les suppurations de l'oreille moyenne,
'a muqueuse des cellules et de l'antre subit
des altérations pathologiques simultanées.
De plus, toutes les causes favorisant la rétention du pus dans la caisse conçourront
à cette inflammation, on peut citer les polypes, cholestéatomes, atrésies du conduit, etc.
La stagnation du pus dans l'apophyse amène
bientôt l'altération de l'os.

On peut avoir cependant une ostéite primitive de cette région (Zaufal, Lacoarret).
Si on enlève les parties osseuses malades
la suppuration peut se tarir et la perfora-

tion se fermer. Otto Körner, de Francfort-sur-le-Mein, a rapporté une observation de ce genre. Citons aussi l'ostéite éburnante rebelle au traitement classique et ne guérissant que par la trépanation. M. Duplay (1), enfin, a rapporté un cas d'ostéopériostite de la caisse avec propagation et suppuration des cellules mastoïdiennes.

Le plus souvent, l'apophyse se carie et c'est alors que l'inflammation devient très longue.

Le pus une fois collecté cherchera à se frayer une voie au dehors; par le décubitus sur le côté malade, il pourra à la rigueur être refoulé dans la caisse, il pourrait aussi y venir par regorgement, mais ce n'est pas le cas le plus habituel et son contact permanent avec les cellules osseuses ne tardera pas à en altérer le tissu. Cette destruction pourra se faire en avant et amener une communication plus large entre la caisse et l'a-

____

1. *Bulletin médical*, 27 août 90.

pophyse, elle pourra se faire à l'extérieur
et amener une fistule, c'est, croyons-nous, le
cas le plus favorable.

Mais si elle se fait partout ailleurs, les accidents les plus graves peuvent survenir ;
les étudier serait sortir de notre travail, du
reste leur évolution est si rapide qu'ils contribuent peu à prolonger l'écoulement.

Si la destruction se fait en avant le pus arrive dans la caisse et alors deux voies lui
sont ouvertes, il peut descendre par la
trompe dans la gorge, c'est le cas le moins
fréquent (1 fois sur 10). Généralement le
tympan se perfore s'il ne l'est déjà par une
otite moyenne préexistante et le pus s'écoule
par le conduit auditif externe.

Si l'ouverture se fait vers l'extérieur, on
a bientôt une fluctuation manifeste à la région mastoïdienne et on sent avec le doigt
le rebord osseux qui limite la destruction,
une ouverture se forme si le chirurgien ne
se charge pas de la faire et le pus s'écoule
au dehors. Il peut aussi fuser dans le cou en

suivant le muscle sterno-cléïdo-mastoïdien.

A cesfistules peuvent succéder une carie osseuse et une cellulite mastoïdienne qui passe à l'état chronique. Le pus peut aussi sortir par la paroi postérieure du conduit auditif, car les cellules mastoïdiennes correspondent directement à cette paroi.

Tant que cette suppuration de l'apophyse subsistera l'otorrhée aura de grandes chances de persister, car la muqueuse de la caisse se continue directement avec celle des cellules et elle participe à l'inflammation de cette dernière.

La guérison spontanée peut avoir lieu ; mais, en présence des dangers que la suppuration de cette région peut occasionner et dans l'impossibilité où l'on est de les prévoir, on doit agir comme on le ferait dans l'hypothèse la plus défavorable.

M. Lœvenberg, au congrès de chirurgie de 1885, a proposé un traitement médical ; il réussirait souvent, mais, lorsque le traitement chirurgical sera possible il devra être préféré pour les garanties plus nombreuses qu'il nous offre.

Il faut agir vite, aussitôt que le pus sera reconnu : « l'indication est formelle et ne paraît souffrir aucune exception », a dit, M. Duplay. Il faut ouvrir largement l'apophyse et aller droit à l'antre car c'est la seule cellule constante.

L'incision de Wilde, faite profondément et intéressant le périoste, comme l'ont recommandé l'auteur et Troëltsch, ne trouvera son indication que dans le cas d'ostéo-périostite ou d'abcès sous périostés, elle n'empêcherait pas le pus de fuser dans les régions dangereuses et elle ferait perdre un temps précieux.

Si une fistule existe, il faudra l'agrandir, l'empêcher de se fermer trop tôt et favoriser l'écoulement.

Des instruments variés ont été proposés pour ouvrir l'apophyse (trépan, perforateur, gouge, scie à molettes, couteau à périoste), le trépan et la gouge sont généralement adoptés.

Les procédés opératoires sont nombreux et l'anatomie dans ces derniers temps a rendu de grands services à la technique opératoire de cette région. On peut les diviser en deux groupes, ceux qui s'adressent à l'antre et ceux qui s'adressent en même temps à la caisse.

L'opération de Stacke répond à cette dernière indication, du moins avec les modifications que l'auteur lui a fait subir en 1891 au congrès de Halle. On doit les faire quand il y a en même temps ostéite des osselets, de la caisse et surtout suppuration invétérée de l'attique.

La trépanation est une opération assez bénigne, elle est un moyen puissant, car elle guérit les 3/4 des malades atteints d'accidents cérébraux (1). Sur 60 opérés, Bronner de Bradford n'a eu que 8 morts, mais pour être efficace elle doit être faite largement.

1. Jan, *Des complications de l'otite moyenne suppurée et de la trépanation mastoïdienne*, thèse Paris, 1885.

§ V. *Attique.* — Les suppurations de la partie supérieure de la caisse appelée encore attique, coupole, *recessus epitympanicus* ont souvent une durée très longue due à l'anatomie même de cette région. La perforation de la membrane de Schrapnell ou, plus exactement, une perforation située au-dessus de la courte apophyse du marteau, répond ordinairement à cette région.

On peut considérer la caisse comme divisée en deux parties, l'une supérieure ou attique, l'autre inférieure ou *atrium* séparées par un détroit osseux, rétréci encore par les osselets, les ligaments, les tendons et les replis membraneux. Ce détroit n'a, d'après Chatelier, que 1 mmq. et il suffit d'un état inflammatoire et de la présence de fausses membranes pour intercepter toute communication entre les deux étages.

La partie supérieure qui nous occupe est séparée du conduit par la *membrana flaccida* de Schrapnell et la partie inférieure par la *membrana tensa* du même auteur.

La membrane de Schrapnell a la forme d'un triangle à base périphérique, les deux côtés étant représentés par les deux ligaments de Rivinus allant de la courte apophyse du marteau aux extrémités du cercle tympanal, la base a pour largeur le segment de Rivinus.

La partie supérieure de cette membrane est formée par un repli du périoste et de la peau et le *processus* inflammatoire s'étendra facilement de l'un à l'autre.

Cette cavité a été comparée à une poire dont la tige serait dirigée en arrière, et, elle peut être divisée elle-même par des brides, des tractus nombreux en cavités plus ou moins grandes. On a décrit les cavités de Prussack de Krestschmann, de Politzer, de Troëltsch.

C'est surtout dans ce que M. Politzer a appelé l'attique externe que la suppuration se localise, c'est l'espace compris entre l'enclume et le marteau d'une part, et la paroi externe de la caisse de l'autre. Cet espace est circonscrit par le ligament supérieur du marteau, sa courte apophyse et la membrane de Schrapnell.

La moyenne des perforations de cette région dans les otites chroniques est de 2,67, % (Raoult). Elles peuvent être dues à une propagation, soit de l'oreille externe soit de l'oreille moyenne.

L'origine tubaire paraît la plus commune (Schmiegelow). On a cité des cas où l'inflammation de l'attique était survenue à la suite d'un violent effort fait pour se moucher.

Le voisinage du toit du tympan explique la fréquence des symptômes cérébraux (céphalalgie, douleur de tête, vertiges). On peut aussi observer une suppuration coéxistante de la partie inférieure et ce qui le prouve ce sont les perforations fréquentes à ce niveau. Ces perforations peuvent guérir à l'exclusion de celles de la membrane de Schrapnell, ce qui prouve que l'attique forme bien une région à part.

L'écoulement chronique peut tenir à des

causes pathologiques. A travers la perforation on voit souvent la paroi interne rouge et congestionnée. Il est toujours indiqué d'explorer la cavité avec un stylet afin de se rendre compte de l'état des surfaces osseuses. On peut tomber sur un tissu doux et inégal ce qui fait penser à des granulations ou bourgeons charnus, ou bien c'est une surface dure et le diagnostic de carie ou nécrose se fait de lui-même.

Le mur de la logette des osselets peut même, en dehors d'eux, être atteint de carie. M. Gellé (1) a attiré l'attention sur cette lésion encore assez fréquente. Le mur de la logette est une mince lamelle de tissu compact qui appartient d'un côté au conduit et de l'autre à la caisse ; son bord inférieur correspond au pôle supérieur du cadre tympanal.

Cette lésion se rencontre surtout dans les otorrhées anciennes, des polypes peuvent

1. *Annales des mal. de l'oreille*, 1889, p. 596.

trouver là leur implantation, la syphilis héréditaire jouerait aussi un grand rôle.

Des polypes peuvent aussi prendre naissance dans l'attique, ils sortent alors par la perforation, étranglés en quelque sorte par elle ; parfois on n'aperçoit que leur surface qui vient se montrer à l'ouverture.

La stagnation et l'épaisissement du pus sont favorisés dans cette région, ce qui explique la fréquence des cholestéatomes. Ce sont là autant de causes d'irritation et d'entretien de la suppuration, causes que l'on retrouve partout ailleurs ; nous ne mentionnerons donc ici que les caractères spéciaux que leur imprime la région.

Dans les perforations un peu anciennes, l'ostéite des osselets a fait place à la carie, surtout du marteau et de l'enclume, l'étrier est rarement atteint.

La carie se manifeste principalement sur la tête et le col du marteau et cela se comprend, car ce sont ces parties qui correspondent à la région qui est en cause. On extraira donc les osselets si ces derniers sont cariés, on pourra faire l'opération de Schwartz ou de Stacke. Souvent l'apophyse est prise, il faudra donc l'ouvrir largement en même temps que la caisse, et s'adresser à tous les points frappés d'ostéite. S'il y a une carie de la margelle tympanique on enlèvera l'os malade, à la curette tranchante. On enlèvera les polypes et les granulations qui pourront exister. On fera de même pour le cholestéatome.

Souvent, l'antre mastoïdien participe aux suppurations quelque peu anciennes de l'attique. On en est averti par une fétidité persistante, même après l'arrêt de l'écoulement. Après l'avoir ouvert on fera des irrigations profondes et abondantes.

Disons enfin que, nulle part, le principe chirurgical d'enlever les parties malades et d'ouvrir une large sortie au pus ne peut trouver une indication plus formelle en présence des dangers que cette suppuration présente.

Mais il est aussi des causes anatomiques qui entretiennent l'écoulement :

1° La difficulté et même l'impossibilité de l'évacuation du pus ;

2° La permanence de ce pus dans cette région ;

3° La difficulté de désinfection.

Souvent, la trompe n'est pas accessible au pus et le catéthérisme ne fait pas entendre le sifflement caractéristique d'une perforation.

La muqueuse est recouverte de fausses membranes et son épithélium devient bientôt pavimenteux et même corné (Politzer). Le pus s'infiltre dans les interstices, il peut y avoir des bandes et des replis surnuméraires de la membrane muqueuse qui augmentent les surfaces sécrétantes et favorisent la rétention purulente. Ces replis ont été décrits par Politzer, Gruber, Troëltsch ; Clarence Blacke et Bryant ont signalé aussi la grande vascularité du tissu mou due au voisinage de la carotide.

La désinfection et l'irrigation de cette cavité sont donc difficiles à obtenir, car la perforation est très petite, et les tractus et replis sont nombreux.

On doit, par le catéthérisme ou la douche d'air de Politzer, s'assurer que l'air passe et expulser au dehors une partie du pus.

Si la perforation est trop petite, on ne doit pas hésiter à l'agrandir par une incision faite le long du manche du marteau, soit au bistouri, soit au galvanocautère.

Les injections seront faites avec avantage au moyen de la canule de Hartmann que nous avons employée avec succès. Politzer a préconisé dans le même but un tube élastique ; le sublimé à 2 et même a 1/1000 nous a donné d'excellents résultats.

Généralement, la perforation ne se répare pas, mais l'écoulement peut ne pas se reproduire car les germes morbides ne trouvent pas toujours un terrain favorable à leur action ; de plus, les bords de la perforation peuvent venir s'accoler à la tête ou au col du marteau et fermer l'orifice.

§ VI. *Cholestéatome*. — A la perforation de la membrane de Schrapnell se rattache l'étiologie du cholestéatome, et c'est là une des causes qui prolongent l'otorrhée de cette région.

Cette production pathologique se rencontre presque exclusivement dans la suppuration de l'attique ; que cette dernière existe seule ou succède à une suppuration de la partie inférieure de la caisse.

Bezold et Hessler l'ont rencontré avec une moyenne de 2,54 0/0 dans les otites purulentes et 35,13 0/0 dans les cas de perforations anciennes. Virchow l'a trouvé dans 1/3 des cas de suppurations d'oreille terminées par la mort.

MM. Lichtwitz et Sabrazes (1), de Bordeaux ont dernièrement fait paraître une étude sur le cholestéatome. Ce travail nous a beaucoup servi.

D'abord appelé tumeur perlée par Cruveil-

1. *Bulletin médical*, 26-28 mai 1894.

lier (*Anat. Path.* livre II, pl. VI) et par Johannes, Muller Berlin, 1838; margaritome par Craignié et Virchow, le nom de cholestéatome a prévalu.

C'est une tumeur arrondie d'aspect nacré constituée par le tassement et l'agglomération en couches concentriques comme les tuniques d'un oignon, de cellules plates contenant des cristaux de cholestérine et des microbes divers. C'est plutôt un corps étranger qui est susceptible de grossir ; ce n'est pas une tumeur, a dit Bartz, car elle n'a pas de vascularisation.

L'accord est loin d'être fait sur le processus de sa formation. Les uns, Troëltsch, Wendt, Schmiegelow admettent la transformation de l'épithélium de l'oreille moyenne, de cylindrique il deviendrait pavimenteux et stratifié comme celui du conduit auditif externe grâce à une pression exercée par le pus sur la muqueuse.

Pour d'autres, comme Virchow, ce serait une tumeur primitive hétéroplastique.

Il est enfin une dernière théorie soutenue par Haberman (1), Bezold (2) ; pour eux le cholestéatome résulterait de la prolifération de l'épiderme du tympan et du conduit auditif externe. C'est l'opinion qui rallie le plus de partisans.

Dans une inflammation chronique de l'oreille moyenne, il peut arriver que les bords de la perforation restent libres sans contracter d'adhérences avec la caisse, l'épithélium alors ne se modifie pas, mais, si des adhérences existent, les limites précises entre la peau et la muqueuse n'existent plus et l'épiderme envahit peu à peu la muqueuse de la caisse exulcérée et dépouillée de son épithélium ; la couche de Malpighi se développe et la couche cornée qui la revêt desquame abondamment. Bientôt il n'existe plus aucune distinction entre l'oreille externe et moyenne.

Avec l'inflammation chronique, la proli-

1. *Archiv. f. ohrenh.* bd, 27, p. 42 et 230, 1888.
2. *Zeitschrift f. ohrenh.*, 1889, bd. 20 heft 1.

fération de l'épiderme continue, quelques auteurs admettent, sans que cela soit nécessaire, une rétention primitive de produits inflammatoires formant un noyau autour duquel se déposent les couches concentriques et stratifiées des cellules.

Le cholestéatome se trouve bientôt enfermé dans un espace clos ou presque ; il existe une exsudation qui augmente l'irritation et le développement de l'épiderme. La caisse devenant trop petite, la tumeur détruit les parties environnantes, l'entrée de l'antre surtout. Il peut exister une cavité étendue dans l'os temporal par usure ou atrophie du tissu osseux. Parfois la caisse du tympan, le conduit auditif et l'apophyse ne forment qu'une grande cavité commune. Les cholestéatomes peuvent exister partout où la communication entre la muqueuse et la surface cutanée est possible, par exemple avec une fistule mastoïdienne.

La production de cette tumeur est, nous l'avons dit, surtout liée à la perforation de la

membrane de Schrapnell, elle est d'autant
plus facile que la perforation est plus large
et plus périphérique et la production de
masses épidermiques dans cette région est
souvent la seule cause qui fait échouer tous
les traitements mis en œuvre et, avec efficacité
partout ailleurs, pour tarir la suppuration.

La cause de cette localisation du cholestéatome tiendrait, d'après Lichtwitz et Sabrazes, à ce que le tympan n'est pas revêtu
à cet endroit de *membrana propria.* Pour
Rohrer (1) de Zurich il faut en voir la cause
dans ce fait anatomique qu'une couche de
peau s'étend, par la paroi supérieure du conduit auditif externe, jusque vers le tympan.

La partie pneumatique de l'apophyse
mastoïde peut, comme la caisse, être envahie
par propagation. La tumeur peut alors produire de l'inflammation et se frayer une issue

1. *Contribution à la pathogénie du cholestéatome de
l'oreille. Revue d'otol. de rhinol. et de laryng., 1er avril
1892.*

vers l'extérieur ou l'intérieur; dans ce dernier cas c'est la mort presque certaine.

Parfois les masses cholestéatomateuses baignent dans un pus à odeur fétide et sont entourées de granulations; on a souvent en même temps une carie des osselets et des parois osseuses.

Bezold a rencontré souvent le microbe de Koch dans ces masses épidermiques, ce qui explique la coexistence de cette affection avec la tuberculose et, c'est peut-être là la cause de la persistance de l'écoulement, même après l'extraction de la tumeur.

Le cholestéatome entretient la suppuration, après son expulsion spontanée ou extractive, la guérison peut être obtenue d'une manière durable, mais il faut faire entrer en ligne de compte son opiniâtreté et sa fréquente récidive.

On croit très souvent à une guérison radicale et, après un temps plus ou moins long, les masses cholestéatomateuses peuvent se montrer de nouveau.

Cette récidive peut tenir à une petite partie de la tumeur restée inaperçue et ayant servi de point de départ à un processus nouveau.

Kirchner dit avoir vu ces masses pénétrer dans la substance osseuse et remplir les canaux de Havers dans des parties osseuses encore saines, ces masses peuvent même ulcérer les vaisseaux de l'os et déterminer des thromboses.

De ces indications doit découler le traitement.

En présence d'un cholestéatome, et on doit toujours y penser en présence d'une suppuration chronique dont on ne s'explique pas la cause, il faut l'enlever et faire en sorte d'éviter une récidive.

Son existence sera parfois annoncée par des céphalalgies, des vertiges, des bourdonnements, l'issue de masses d'un blanc jaunâtre, d'odeur fétide, mais parfois aussi rien ne le fait prévoir.

On doit avant tout faire des injections

dans l'oreille moyenne avec la canule de Hartmann ou un instrument similaire ; on a proposé aussi les lavages de l'oreille par la trompe.

Parfois les masses sont trop denses et ne peuvent être évacuées, on peut alors essayer les injections d'eau chaude ou de résorcine 1/100 (Politzer). On peut parfois les mobiliser avec un stylet et les enlever à la curette. La perforation ne doit pas être un obstacle et on doit l'aggrandir si c'est nécessaire.

On doit enlever le marteau et l'enclume si ces osselets sont cariés, du reste ils s'opposent souvent à l'extraction de la tumeur ; on traitera de même les granulations et les polypes. On peut enfin avoir recours à l'opération de Stacke (1).

Dès que la cavité du cholestéatome est largement ouverte soit dans le conduit auditif soit dans la région mastoïdienne, la prolifération épidermique cesse ; il faut donc en-

1, *Archiv. f. ohrenh.* 1891, bd. 21, p. 201.

lever le bord supérieur osseux de la perforation ou aggrandir l'ouverture existante.

Schwartz a décrit un procédé opératoire
pour le cas où la tumeur serait incluse dans
l'apophyse mastoïde.

Pour éviter les récidives, il convient aussi
de maintenir pendant un temps indéterminé
l'ouverture béante.

§ VII. *Carie, nécrose.* — La carie et la nécrose de l'oreille moyenne entretiennent et
prolongent la suppuration, on admet généralement que la carie est une lésion inflammatoire avec résorption, suppuration et mortification du tissu osseux sans tendance à la
réparation.

Au début, on trouve une vascularisation
de la moelle et un agrandissement des es-
paces intertrabéculaires, c'est là que la suppuration apparaît et elle se fait jour ensuite
à travers le périoste.

M. Ranvier (*Archives de physiologie*) dé-
finit la carie : une ostéite destructive et sup-

purante, elle aurait son point de départ dans une transformation graisseuse des ostéoplastes.

La disparition des vaisseaux du tissu osseux amène facilement la mort de l'os atteint, il en résulte des nécroses partielles; l'ostéite purulente et destructive domine.

La carie osseuse de la caisse et des osselets se manifeste le plus souvent dans la diathèse scrofuleuse démembrée en grande partie, au profit de la tuberculose et de la syphilis, mais elle peut aussi se montrer dans d'autres cas.

On a cité des caries tuberculeuses chez des enfants absolument indemnes de cette diathèse et des caries non tuberculeuses chez des individus atteints de tuberculose pulmonaire ou d'autres organes.

La carie syphilitique se guérit souvent par le traitement spécifique. Hubert Valleroux a rapporté avant beaucoup d'autres des observations de ce genre dans son *Traité des maladies d'oreilles*. Dans cette carie on obsorve surtout une augmentation de douleur le soir, la carie peut être aussi d'origine traumatique.

La carie des régions temporale et mastoïdienne s'accompagne souvent d'empâtement et de tumeur des parties molles ; la marche est ordinairement rapide dans l'aphophyse mastoïde en raison de sa structure spongieuse; elle est plus lente dans le rocher. Lorsqu'un os est atteint de carie, on a une suppuration qui peut durer des années et qui ne se termine souvent qu'avec sa destruction.

Le pus teint souvent le pansement en vert, il a une âcreté particulière, il est abondant et fétide, il charrie souvent des débris ou esquilles d'os qui donnent par la pression entre les doigts la sensation de sable fin.

On sent avec le stylet une surface inégale et rugueuse, c'est l'os dépouillé de son périoste, parfois même le stylet le pénètre et rompt les lamelles osseuses malades.

La réparation de l'os ne se fait pas, ou, si elle se fait c'est pour se nécroser, cela paraît tenir à une cause générale débilitante qui tout en vascularisant la région, appauvrit le pouvoir nutritif et réparateur.

Le pronostic de carie est toujours fàcheux et il l'est d'autant plus quand la carie comme celle qui nous occupe, atteint l'oreille moyenne. On doit surtout se rappeler ici l'anatomie de la région et le voisinage des centres nerveux. De cette considération, découle l'indication d'un traitement intensif et aussi radical que possible.

Lorsque la tête du marteau est cariée, et c'est le cas le plus habituel, l'excision de l'osselet est indiquée. C'est encore, et à plus forte raison à ce moyen qu'el'on aura recours si le manche participe aussi à la carie.

Le diagnostic de la carie du marteau est facile si la perforation est grande ; lorsque la tête seule de l'os est en cause, on n'a souvent qu'une petite ouverture au-dessus de la courte apophyse.

Les méthodes d'extraction sont nombreuses, celle de Schwartze paraît excellente.

Une fois le marteau enlevé, l'écoulement peut persister sans que l'on trouve d'autres foyers de carie de l'enclume qui n'est accessible ni à l'œil ni à la sonde.

On doit alors sacrifier ce second os d'autant plus qu'il est devenu inutile ; le marteau n'existant plus. L'extraction de l'étrier est parfois aussi rendue nécessaire.

On a dit que la carie était l'ulcère qui rongeait les parties dures et que la nécrose en était le sphacéle.

Cette dernière est moins fréquente dans les os de l'oreille ; elle est le plus souvent consécutive à une ostéite suppurante, mais elle peut être aussi comme dans la syphilis, la conséquence de la destruction du périoste; toujours cependant elle succède à une inflammation.

Le périoste étant détruit ou décollé par le pus, ne peut plus envoyer de vaisseaux dans la diaphyse ; d'un autre côté, la moelle peut être gangrénée et ne plus nourrir de son côté le tissu osseux. L'irrigation de ce tissu

est bien amoindrie aussi par l'envahissement purulent des canaux de Havers. L'os se
mortifie, il se sépare et s'élimine, c'est le séquestre ou l'esquille.

On a défini la nécrose une ostéite paren-
chymateuse suppurée qui amène une production de tissu osseux et qui lui supprime
ensuite ses moyens d'existence.

Le sequestre, s'il est formé par les osselets peut être entraîné par le pus et sortir à
travers l'ouverture tympanique, le malade
peut guérir.

Mais, très souvent le sequestre ne sort pas
et une intervention est nécessaire. Quelquefois cependant il peut être éliminé naturel-
ment. Une fois la mobilité constatée on
doit enlever l'os mortifié.

La nécrose de l'oreille est le plus souvent
d'origine tuberculeuse ou syphilitique et
succède alors à un abcès froid ou à une
gomme.

Le stylet, dans le cas de nécrose, arrive sur
un corps dur et résistant, la suppuration est

dûe à dès bourgeons charnus qui se forment sur la partie externe de l'os et qui ne disparaissent que quand le séquestre est enlevé.

Aussi, si on ne doit pas chercher à enlever ce corps étranger et cela dans l'intérêt du malade avant que le travail d'élimination n'ait eu lieu, doit-on, aussitôt que la mortification existe et que la mobilité du séquestre est évidente, l'extraire.

§ VIII. — *Tumeurs, lupus, muguet.* — Les tumeurs de l'oreille moyenne provoquent une irritation assez grande pour entretenir une otorrhée rebelle.

Sune y Molist (1), a rapporté en 1885 le cas d'un ostéome éburné de l'oreille moyenne s'étant manifesté depuis l'enfance par un écoulement abondant qui disparut une fois l'ablation faite par la gouge.

Tout récemment Cozzolino (2) de Naples

1. *Annales de otologia y laryngologia,* año III, 1885, n. 7 et 8, p. 145.
2. *Revue de laryngologie,* 1er Juin 1895.

a cité chez une fillette de 4 ans 1/2 un fibrome papillaire kystique télangiectasique de la caisse du tympan.

Ces cas sont rares, mais par contre les tumeurs malignes de l'oreille se rencontrent encore fréquemment.

Krestchmann en a observé 16 cas et M. Marchal en a réuni 7 observations dans sa thèse.

Ces tumeurs peuvent être primitives ou secondaires et, dans ce dernier cas, elles succèdent à une tumeur du pavillon ou du conduit qui gagne par envahissement l'oreille moyenne.

M. Charazac, de Toulouse (1), paraît être le premier médecin français qui ait étudié complétement cette question, et, dernièrement M. Marchal (2) a résumé sur ce point l'état de nos connaissances actuelles. Nous ferons à ces deux études de larges emprunts.

1. *Contribution à l'étude des tumeurs malignes de l'oreille*, revue de laryngol. 1892, n. 1, 2, 3.

2. *Contribution à l'étude des tumeurs malignes primitives de l'oreille moyenne*, thèse, Paris, 1895.

Des tumeurs malignes, l'épithéliome est la plus commune, viennent ensuite le sarcome et le carcinome. Toutes les variétés de sarcome (fibro, myxo, osteo-sarcome), ont été observées.

Le carcinome se développe probablement comme le cholestéatome à la suite d'un processus d'épidermisation de l'oreille moyenne ayant trouvé son point de départ dans le conduit (Garnault).

Le diagnostic est difficile au début et l'histologie seule peut résoudre la question, on peut en effet croire à une carie ou à une nécrose.

Les tumeurs malignes se développent surtout de 40 à 60 ans, le sarcome peut cependant exister dans la jeunesse et Kuhn en a vu un à l'âge de 1 an. M. Ménière a aussi, en 1894, rapporté à la Société de laryngologie un cas de sarcome ossifiant chez un enfant de 8 ans.

La tumeur se greffe 12 fois sur 16 sur une suppuration ancienne pouvant dater de la première enfance. L'oreille est devenue un *locus minoris résistentiæ* et le début est difficile à préciser, cependant une otorrhée peut aussi en indiquer le début.

Il suffit dans certains cas que la muqueuse de la caisse soit modifiée par un processus morbide quelconque pour permettre le développement de la tumeur; à la fièvre, à la douleur et à la dysphagie qui peuvent exister se joint alors un écoulement. Si l'écoulement existait déjà, il change de couleur, il devient sanguinolent et il prend une odeur fétide; il peut contenir des débris épithéliaux, il charrie souvent des fragments osseux.

A l'examen, le fond du conduit paraît rougeâtre et des granulations saignant au moindre contact peuvent remplir le méat; on pense alors à des bourgeons charnus, et le diagnostic est impossible dans cette période qui peut durer 6 à 8 mois.

Mais l'envahissement et la destruction des tissus ne tardent pas à se faire, l'apophyse surtout se prend, l'ouverture chirurgicale ou spontanée a lieu et il en sort un liquide ichoreux fétide, plus ou moins épais.

Il existe toujours une paralysie faciale et bien que pouvant exister dans une otorrhée ordinaire, sa présence, coexistant avec des fongosités nombreuses et saignantes, doit faire penser à une tumeur maligne.

D'après Schwartze, les granulations sont ici plus rougeâtres, fendillées, crevassées granuleuses, elles ne sont pas pédiculées et reposent par une large base sur les parois du conduit. Les cautérisations sont sans effet sur elles.

La corde du tympan, le glosso-pharyngien, le pneumogastrique sont bientôt atteints par extension, la période de cachexie ne tarde pas à arriver et le diagnostic s'impose lorsque la maladie est trop avancée pour que le patient puisse retirer quelque avantage d'une intervention chirurgicale. La durée paraît être de une à deux années.

Le traitement sera la plupart du temps palliatif ; on cherchera à soulager le malade et à calmer ses douleurs, la morphine est indiquée. La question du morphinisme sera écartée, car l'affection étant incurable le seul but cherché sera le soulagement du malade.

Dans certains cas, tout au début, on pourra essayer le curetage de l'antre et de la caisse avec l'ablation des fongosités.

Mais il ne faut pas s'illusionner; en quelques semaines le plus souvent, il se fait une récidive suivie bientôt de mort.

Comme affections rares de l'oreille moyenne entretenant l'écoulement on peut citer aussi le lupus et le muguet.

On connaît deux cas de lupus, l'un d'Ouspenski (1), l'autre de Gradenigo (2). A l'autopsie, Ouspenski trouva les cavités de l'oreille remplies par du tissu de formation nouvelle composé de cellules rondes et se continuant en avant dans la trompe et en arrière dans les cellules mastoïdiennes. Ce lupus avait été la cause d'une otorrhée per-

1. Société chirugicale de Moscou, 13 mars 1891.
2. *Ann. mal d'oreille*, 1889 n° 2.

sistante. On trouva dans le pus le bacille de Koch. Dans le cas de Gradenigo le malade succomba à la phtisie pulmonaire.

Le seul cas de muguet de la caisse cité est celui de Valentin (1) de Berne. C'était une jeune fille tuberculeuse qui aurait eu tout à coup des douleurs et une suppuration de l'oreille gauche.

Dans le pharynx et la cavité naso-pharyngienne on trouvait un dépôt blanc contenant l'*oïdium albicans* avec filaments rameux et cellules rondes isolées.

Le conduit auditif externe gauche était rempli d'un mucus blanchâtre s'étendant à la caisse à travers la perforation et de même nature que celui de la gorge. L'oreille gauche répandait une odeur désagréable.

Une solution de sulfate de cuivre à 2 0/0 eut raison assez vite du muguet de l'oreille, mais, celui de la gorge fut assez rebelle au traitement. On employa alors les lavages au

1. *Archiv. f. ohrenh.* band. 23, heft. 2, 1888

chlorate de potasse et l'iodure de fer à l'intérieur.

L'auteur admet la transmission directe de la cavité naso-pharyngienne à l'oreille. Le mycélium du muguet était très fin et il se demandait s'il était de même nature que celui que l'on rencontre habituellement.

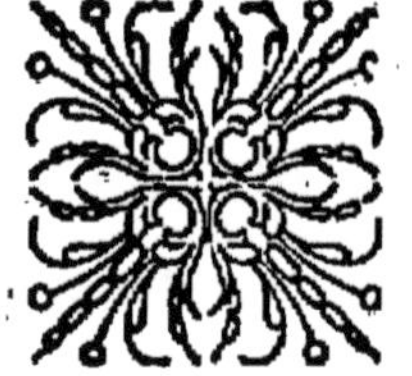

CHAPITRE V

MICROBIOLOGIE.

Il faut peut-être chercher dans la nature même du microbe, dans sa virulence et en quelque sorte sa qualité une des causes de l'otorrhée persistante.

La question du terrain et sa receptivité y est sans doute pour beaucoup et un micro-organisme, inoffensif dans certains cas, pourra dans d'autres devenir dangereux. Cependant, même avec les plus mauvaises conditions, un microbe non pathogène ne pourra le devenir.

C'est dans ces dernières années seulement avec Zaufal, Rohrer, Fraenkel, Simmonds, Dunin, Leyden, Singer, Schader, Hajek, Moos,

Netter et d'autres que l'on a étudié les microbes du pus de l'otorrhée chronique.

Les résultats obtenus ne sont pas concordants, cependant de ces recherches souvent contradictoires on peut dès maintenant tirer quelques conclusions qui ne manquent pas d'intérêt.

Les microbes de l'otite aiguë diffèrent de ceux de l'otite chronique, les premiers disparaissent et sont remplacés par les seconds ; ce passage se fait insensiblement, c'est ce qui résulte des recherches récentes de MM. Zaufal, Gradenigo, Lermoyer, Netter.

Deux micro-organismes surtout existent dans l'otite aiguë, le pneumocoque (bacille de Friedlander) qui, d'après Zaufal, se rencontrerait surtout dans les otites graves et intenses, et le diplocoque de Fraenkel qui, pour le même auteur, aurait un rôle important dans la production des méningites. On a incriminé également le bacille d'Eberth. Les microbes de la suppuration sont en petit nombre.

Dans l'otite chronique au contraire, on rencontre surtout le streptocoque et le staphylocoque.

Le microbe par excellence des suppurations chroniques serait d'après Ogston le streptocoque; à lui seraient dus les principaux accidents vus à la suite des otites suppurées; abcès, infection générale, thrombose des sinus, méningite. La présence de cet agent aurait donc une valeur de pronostic considérable. Il existe souvent dans le pharynx et par là s'expliquerait son entrée par la trompe (1).

L'identité du streptocoque pyogène et de l'érysipèle a été démontrée par Fraenkel et on a vu en effet l'érysipèle du pharynx donner lieu à une otite (Cornil) et à une otite succéder un érysipèle du pharynx. Gorham, Bacon, Kuhn, Moos).

1. Voir à ce sujet Moos, *Des rapports existant entre les micro-organismes et les microbes de l'oreille moyenne. Deutsch, Medicin. Woch.*, nᵒˢ 11 et 12, 1891. Netter, *Recherches bactériologiques sur l'otite moyenne aiguë; Ann. des mal. de l'oreille*, 1888, p. 493.

Le streptocoque a été trouvé fréquemment dans les cellules épithéliales des cholestéatomes, il ronge le périoste et les os, il se loge dans l'os carié, il pénètre dans les veines et les leucocytes et va porter avec eux la pyohémie, après avoir produit des nécroses et des phlébites

D'après les rech rches de Weichselbaum, Kanthack, Schreider et Lèvy, ces accidents peuvent se rencontrer avec toutes les bactéries pathogènes, mais aux streptocoques sont dus les plus dangereux.

Sur 18 cas d'otites chroniques examinées par Moos, le streptocoque ne fit pas défaut une fois et dans 5 cas il était associé au bacille de la tuberculose.

Tout récemment MM. Lermoyer et Helmə (1) publièrent un travail où ils tendent à admettre que la chronicité serait due surtout au staphylocoque et principalement au *staphlococcus pyogenes albus*. C'est aussi l'opinion de M. Martha.

1. *Ann. des mal. de l'oreille* (etc.), janvier-juillet 1895.

Il peut, quoique peut-être plus rarement que le streptocoque, occasionner des désordres osseux et on sait la relation qui existe entre l'ostéomyélite et le *staphylococcus pyogenes aureus* (Pasteur et Becker).

Du travail de M. Martha il résulte que dans l'otite chronique le staphylocoque blanc existe 64 fois sur 100 et ses conclusions sont celles-ci.

« 1° Il existe rarement au début de la sup-
« puration, sa fréquence augmente en même
« temps que l'otite vieillit.

« 2° Dans les otorrhées anciennes il est
« presque toujours constant 92 0/0, et, s'il
« manque, ce sont des micro-organismes tel-
« lement variés qui le remplacent, que leur
« diversité ne peut les faire entrer en ligne
« de compte dans la genèse de l'otorrhée

« 3° Il est logique de considérer l'infec-
« tion secondaire d'une otite purulente par
« le staphylocoque, comme une cause de
« tendance à la chronicité ».

D'après MM. Lermoyer et Helme, l'envahissement de la caisse se ferait surtout par une perforation tympanique ; en suivant la voie tubaire les microbes seraient atténués par les phagocytes de cette région.

D'après leur statistique, on trouve les staphylocoques 32 0/0 au début.

54 0/0 après 1 mois.

92 0/0 après quelques années.

Ils prédominent dans le conduit auditif externe et ils y seraient portés par le malade et le médecin. Ils pullulent sur les tégu-ments au point que M. Letulle a pu les ap-peler « nos commensaux ordinaires ». Il suffit de porter la main à son oreille pour produire l'infection et l'ouate roulée entre les doigts servirait le plus souvent de véhicule.

Le bacille de la tuberculose doit entrer aussi en ligne de compte dans la chronicité de l'écoulement.

Sur 40 cas d'otorrhée, ce bacille a été trouvé 12 fois par Zaufal ; 8 fois les poumons étaient atteints, 7 fois les lésions étaient doubles et 4 fois elles siégeaient à gauche.

Il faut cependant remarquer la rareté des affections de l'oreille de nature tuberculeuse comparativement aux laryngites de même nature.

Nous n'avons parlé ici que des trois micro-organismes qui paraissent jouer le principal rôle dans les otorrhées chroniques : le streptocoque, le staphylocoque et le bacille de Koch; ce ne sont cependant pas les seuls : on a cité aussi mais en association, *bacillus tenuis, micrococcus tetragenes, bacillus pyocyaneus, oïdium albicans*, le bacille saprogène de Rosenbach, *proteus vulgaris* de Hauser. Rohrer de Zurich a trouvé des cocci et des bacilles de grandeur moyenne et Zaufal des microbes isolés unis deux à deux, en chaînettes et tous encapsulés.

Il faut aussi tenir compte des associations microbiennes; on ne trouve que rarement un microbe en culture pure et Moos (1) a

1. *Loco citat.*

cité des cas de poussées nouvelles par adjonction du streptocoque au staphylocoque. C'est un fait admis également que le streptrocoque venant s'adjoindre à l'otite tuberculeuse, primitive ou non, lui donne une poussée nouvelle : la douleur augmente et devient continue, et souvent alors une opération s'impose.

Lorsqu'un agent, en effet, semble avoir épuisé sa virulence, s'il en survient un second, l a maladie reprend une vigueur nouvelle, ces faits, bien connus, ont leurs analogues en thérapeutique dans l'association des médicaments et la variation des traitements.

Le streptocoque et le staphylocoque sont donc les deux grands facteurs de l'écoulement chronique, mais les cultures seules peuvent renseigner d'une façon certaine sur l'agent qui est en cause. De plus, si c'est au streptocoque que les complications paraissent être dues, ces différentes formes ne sont légitimées, dit M. Martha, ni par les symptômes ni par les complications. On peut avoir une otite grave staphylococcique, et les streptocoques existent souvent dans les bouchons cérumineux.

Ces germes infectieux peuvent arriver à la caisse par quatre voies : le sang, la trompe d'Eustachi, le tympan et la cavité cranienne (suture pétro-squameuse). Mais deux surtout méritent de fixer notre attention, la voie tubaire et la voie tympanique.

Il résulte des recherches de M. Netter que les streptocoques, staphylocoques et pneumocoques existent très souvent dans la bouche et la trompe ; aussi faut-il faire l'antisepsie de la gorge en même temps que celle de la caisse. Les microbes peuvent aussi entrer par la perforation tympanique et nous avons vu que MM. Lermoyer et Helme faisaient jouer un grand rôle au coton que l'on met dans l'oreille.

C'est ainsi que s'expliquent le retour des suppurations éteintes et l'augmentation des écoulements persistants.

La nécessité de rechercher l'asepsie du

conduit et des cavités buccale et tubaire
est donc évidente et le traitement rationnel
de l'otorrhée repose en grande partie sur les
lavages antiseptiques de ces régions. Aussi,
a-t-on constaté souvent que les otites purulentes où d'abondants lavages au sublimé
(0,50 p. 1000) étaient faits contenaient peu
de microbes et qu'ils ne se développaient pas
en culture ; le chlorure mercurique semble
donc indiqué. Le coton dont on se servira
pour les soins de l'oreille devra être asep-
tique et il sera bon de le tremper aupara-
vant dans le sublimé ou de le flamber avec
de l'alcool.

Des recherches nouvelles pourront jeter
un nouveau jour sur la pathogénie micro-
biologique de cette affection, et, peut-être
qu'avec une facilité plus grande de recherches le pronostic et le traitement y gagne-
ront.

CHAPITRE VI.

MALADIES INFECTIEUSES.

Bien que généralement on fasse rentrer la tuberculose et la syphilis dans les maladies infectieuses, les otorrhées liées à ces deux affections seront étudiées à part avec les otorrhées dues à un état général.

Les otites moyennes suppurées sont très communes à la suite des maladies infectieuses, elles existent surtout à l'état aigu, mais il n'est pas rare de voir aussi des écoulements chroniques.

Il est donc permis de se demander si la chronicité de l'écoulement ne tiendrait pas à des associations microbiennes particulières à ces maladies.

La propagation auriculaire est souvent

due au catarrhe naso-pharyngien qui accompagne la grippe, la rougeole, etc. Le tempérament peut y être aussi pour beaucoup, et alors l'état général est en cause.

Mais cet état général pourrait être le résultat de ces maladies infectieuses qui contribueraient à mettre le malade dans un état de moindre résistance, de réceptivité plus grande où l'infection aurait plus deprise.

On peut aussi trouver dans certains états infectieux une virulence spéciale se manifestant par la ténacité de l'écoulement ou la fréquence des complications.

Chaque otite, en effet, acquiert une gravité et une ténacité variant avec le micro-organisme qui l'a engendrée ; or, nous avons vu que c'est le streptocoque qui est le plus à craindre pour les complications et le staphylocoque blanc pour la durée.

Enfin on peut dans une maladie trouver à un certain moment une malignité spéciale que rien ne peut expliquer. C'est ce que Trousseau appelait « le génie épidémique ».

De toutes les épidémies d'influenza celle de 1889-90, fut remarquable pour la gravité et la fréquence de ses complications, cette malignité se montra plutôt à la fin qu'au début. Autrefois les manifestations auriculaires de la fièvre typhoïde étaient plus graves que maintenant ; peut-être cela est-il dû à une diminution actuelle de sa virulence.

Les inflammations mastoïdiennes ne sont pas rares après la scarlatine, elle se manifestent par une puissance destructive énorme, par des nécroses et des caries.

Les otorrhées des angines glanduleuses ou granuleuses sont souvent graves, car ces angines coïncident souvent avec la tuberculose et la scrofule. Dans la pseudo-diphtérie les complications sont souvent graves également.

C'est surtout après la grippe que surviennent les otites chroniques. Cela tient peut-être à ce que le rhino-pharynx est pris et que des végétations adénoïdes existent souvent.

Le *staphylococcus pyogenes albus* est, parmi les micro-organismes de la grippe, le plus commun. C'est une cause de durée à ajouter à la mastoïdite qui est aussi très fréquente.

L'otite de la rougeole est un fait banal, sa fréquence varie avec les épidémies, 3 0/0 environ, il en résulte souvent des suppurations prolongées dues à la destruction complète du tympan et des osselets : la muqueuse peut devenir fongueuse et donner lieu à des polypes.

La diphtérie peut se manifester sur l'oreille moyenne par une suppuration et des nécroses, mais, ces formes relativement graves seraient dues, non pas au bacille de Lœffler, mais à des associations microbiennes où le streptocoque aurait une large part. Aussi l'otite diphtéritique est-elle bénigne quand elle est pure, maligne quand d'autres microbes surviennent.

La muqueuse de la caisse devient facilement granuleuse dans la fièvre typhoïde ; des polypes et des cholestéatomes se forment facilement. Il existe presque constamment une participation des cellules mastoïdiennes et c'est presque simultanément que l'otite et la mastoïdite éclatent (Aschkinasi) (1). Ces otites, en général, guérissent difficilement et leur durée est très longue.

La pneumonie est sans gravité sur l'oreille, la perforation reste ordinairement petite sans tendance à s'agrandir ; située dans le segment inférieur, la perforation offre un écoulement facile au pus et la carie osseuse n'existe presque jamais.

Le traitement variera nécessairement avec les complications qui entretiendront l'écoulment, car la maladie ne doit être considérée que comme secondaire au point de vue de l'otorrhée. Les toniques sont indiqués comme après toutes les maladies débilitantes. L'affaiblissement du sujet, une maladie grave, une diathèse sérieuse entretiennent souvent la suppuration.

1. *Les otites purulentes aigues en rapport avec les maladies moyennes infectieuses*, thèse Paris, 1895.

CHAPITRE VII

CAUSES GÉNÉRALES.

Nous nous sommes presque exclusivement bornés jusqu'ici à passer en revue les causes locales qui entretiennent l'otorrhée. Certains états généraux, certains tempéraments et quelques idiosyncrasies influent grandement aussi sur la marche et la durée de cette affection.

Cela ne doit pas étonner, car il en est ainsi pour beaucoup d'autres états pathologiques qui subissent pour une part plus ou moins grande l'influence de certaines diathèses.

Aussi, tend-on à voir de plus en plus dans les affections locales l'expression d'un état général; c'est cet état que l'on doit traiter avant tout.

Gradenigo a observé que les otorrhées étaient beaucoup plus fréquentes chez les criminels, cela serait dû aux conditions hygiéniques défavorables dans lesquelles ces individus vivent et aux maladies auxquelles ils sont exposés, comme les affections du nez, de la gorge, le rhumatisme, la syphilis, la tuberculose (etc.).

§ I. *Scrofule*. — Lorsqu'on se trouve en présence d'une otorrhée ancienne et rebelle à tout traitement, quand aucune raison apparente ne l'explique, on se hâte d'invoquer la diathèse scrofuleuse pour se dispenser de soins plus ou moins ennuyeux.

Mais, si on a exagéré cette action, il n'en reste pas moins vrai que les otorrhées persistantes se rencontent souvent chez les enfants scrofuleux et lymphatiques, leur tenacité est parfois désespérante et leur guérison ne peut souvent être espérée que pour une époque fort lointaine.

Il faut en voir la raison dans la faiblesse

de constitution et le défaut de résistance au froid. Dans l'enfance plus qu'ailleurs, le tissu lymphatique domine et souvent on prend à cet âge moins de soins pour se garantir des variations de température.

Le catarrhe purulent peut être chronique d'emblée, mais il peut aussi être la conséquence d'attaques aiguës et répétées.

Le traitement général doit, dans le cas d'otite scrofuleuse, primer tous les autres.

Les préparations iodurées et phosphatées, le fer, le quinquina, les préparations de malt, une alimentation riche en graisses, les bains d'eaux de mer de Salies de Béarn, et ceux de Barèges, trouvent ici leurs indications.

Les préparations souffrées, arsénicales, et parfois alcalines devront être réservées pour les tempéraments herpétiques ; les reconstituants seront ordonnés dans le cas d'anémie.

Enfin M. Ladreit de Lacharière (1), dans les *Annales des maladies de l'oreille* (1879), a

---

1. *De l'utilité des eaux minérales dans le traitement des maladies de l'oreille*, 125-136.

posé les règles du traitement par les eaux minérales.

§ II. *Diabète.* — Indépendamment d'une surdité plus ou moins grande, le diabète peut avoir une influence marquée sur l'affection qui nous occupe.

Il n'est pas rare en effet d'observer des symptômes d'otite catarrhale passagère succédant le plus souvent au catarrhe nasopharyngien qui existe chez beaucoup de diabétiques.

Le peu de vitalité des tissus, explique les inflammations purulentes qui peuvent survenir chez ces personnes et les ravages étendus qui en sont la conséquence.

Maurice Raynaut (1) fut un des premiers à relater une otite diabétique, il trouva à l'autopsie une ostéite des cellules mastoïdiennes et une altération profonde et manifestement inflammatoire du tissu osseux.

1 *Annales des mal. de l'oreille,* etc. 1881, p. 63.

Kirchner (1) rapporte un cas où la mort est survenue à la suite d'une destruction étendue de l'apophyse, alors que l'inflammation ne s'était accompagnée d'aucune manifestation fébrile, comme cela arrive souvent chez les diabétiques.

Plus récemment Kuhn (2) de Strasbourg relate deux nouveaux cas d'otite suppurée aggravée par cette maladie, dans un cas la mort survint par méningite purulente ; Wolf, Frerichs, Toynbee, Moos et d'autres ont cité des cas analogues. Si l'on en juge par les quelques cas qui nous sont transmis, le pronostic de l'otorrhée survenant dans le diabète paraît défavorable. Les observations sont trop peu nombreuses pour permettre de juger si le traitement de la maladie générale a une grande influence sur la durée de l'écoulement.

1. *Les mal. de l'oreille et le diabète sucré. Monatscrift, f. ohrenheilkunde*, 1884, n. 12.

2. *62° Réunion des med. et naturalistes allemands. Heidelberg*, 1889.

Mais, une question importante se pose, c'est l'intervention opératoire. Les otites diabétiques se compliquent surtout d'altérations osseuses et les opérations les plus simples peuvent être dangereuses, ces personnes sont épuisées, surmenées, leur nutrition est altérée; les infections ont alors beaucoup de prise sur elles, et dans la lutte elles succombent.

Aussi, croyons-nous que l'intervention doit trouver son indication dans la gravité de la maladie et dans l'extension présumée de l'état pathologique au cerveau.

En dehors du cas de Kuhn cité plus haut, Moos, Walb (de Bonn) et Kirner ont, au même congrès, rapporté des cas où aucune conséquence funeste n'a été observée à la suite d'opérations faites chez des individus atteints de cette maladie.

§ III. *Alcoolisme.* — L'influence de l'alcoolisme chronique sur les différents systèmes de la vie organique est des plus manifeste.

Chaque excès de cette nature paraît être l'origine d'une fluxion passagère, d'une hypérémie momentanée et, par la répétition des excès, la congestion devient permanente.

Ce qui est vrai pour le cerveau, le foie, le larynx, le poumon, le cœur, l'utérus et d'autres organes ne l'est pas moins pour l'oreille.

De plus, l'alcoolisme contribue puissamment à altérer la nutrition générale ; il en résulte un amaigrissement ou un embonpoint morbide avec transformation graisseuse.

Deux causes existent donc dans l'alcoolisme chronique pour prolonger l'écoulement : la congestion locale de l'organe et l'altération de la nutrition.

A elles seules, ces causes sont insuffisantes pour produire une otite moyenne suppurée, mais, cette otite existant déjà, elles contribuent pour beaucoup à la prolonger.

Le D*r* Noquet (1), de Lille, a étudié cette action et il admet que l'otite revêt chez ces

_____

1. *Revue de laryng. otol.* (etc.), 1889, p. 8.

individus une marche spéciale ; elle est très intense, se propage facilement au labyrinthe et se complique souvent de lésions de voisinage. Elle est rebelle au traitement et sa gravité peut être grande chez l'adulte.

Souvent, des polypes entretiennent l'écoulement, leur récidive est fréquente et ils disparaissent avec une lenteur désespérante, même sous l'action de cautérisations énergiques.

La marche de ces otites serait plutôt due au terrain sur lequel elles évoluent, et, en présence d'une otorrhée chronique de forme grave on doit penser à l'alcoolisme.

En même temps qu'un traitement local est institué, on doit interdire aux malades l'agent qui est en cause et M. Noquet rapporte une observation où la mort, selon lui, aurait été due aux conséquences de cette passion funeste.

§ IV. *Syphilis*. — La cavité de l'oreille moyenne paraît, plus que l'oreille externe, favorablement disposée à subir l'influence syphilitique. Leschevin (1) fut un des premiers qui attira l'attention sur les otorrhées de cette nature.

Depuis, de nombreuses observations ont été publiées et l'influence de cette maladie ne peut plus être mise en doute.

D'après Gruber, Schwartz, Guerder, les otites graves spécifiques, se manifestent par un retentissement inflammatoire sur le périoste et les osselets. Ces otites s'accompagnent souvent aussi de bourgeons charnus.

On a signalé des otites de cette nature à la suite de lésions du pharynx.

C'est souvent une inflammation ou une ulcération naso-pharyngienne. On peut avoir une destruction du tympan avec carie, thrombose, méningite, mais le pharynx peut être indemne et ces lésions se manifester primitivement dans la caisse.

La carie et la nécrose ne sont pas rares, car la muqueuse de la caisse ne peut être

1. *Mémoire de l'académie de médecine*, 1869.

atteinte profondément dans sa nutrition sans que l'os ne participe à cette inflammation.

M. A. Robin a rapporté deux observations de carie primitive du rocher et de ses parties voisines de nature syphilitique; l'un des cas lui a été communiqué par M. Fournier et le second par MM. Fournier, Blanche et Meuriot.

La carie de l'oreille moyenne peut s'étendre à l'apophyse mastoïde; elle emprunte ses caractères à la maladie dont elle est une des manifestations, sa marche est lente, mais sûre et le traitement spécifique peut seul l'enrayer. La propagation à l'apophyse se fait par continuité de muqueuse ou bien la maladie débute par le tissu osseux et se manifeste sous la forme tertiaire.

La syphilis héréditaire tardive se localise fréquemment sur l'oreille et Hinton, cité par Jégu (1), dit avoir vu à Guy's hospital cette

1. *De la syphilis de l'oreille : état actuel de nos connaissances*, thèse Paris, 1894.

affection entrer pour plus de 1/20 dans les maladies de l'oreille.

Cette variété d'otorrhée qui arrive surtout dans la seconde enfance, de onze à dix-huit ans, peut, comme dans la syphilis acquise, être propagée par la trompe d'Eustachi ou être consécutive à une gomme ou ulcération du pharynx, mais elle peut aussi être primitive, comme le signale Vidal (1). Ce serait même là une cause fréquente de nombreux écoulements rangés à tort dans la scrofulose. On peut d'autant plus s'y méprendre que, d'après Jégu, la scrofule paraît jouer ici le rôle de cause prédisposante.

On peut aussi avoir de véritables gommes de l'oreille moyenne. Voakes (2) en a rapporté un exemple.

L'écoulement s'établit lentement sans douleur et sans grande réaction, il est tenace et s'accompagne d'une destruction considé-

1. *De la syphilis congénitale*, thèse d'agrégation, Paris, 1860.
2. *British*, 3 oct, 1885.

rable du tissu osseux. L'ouïe est moins bien conservée que chez les tuberculeux, mais elle ne disparaît que dans les cas de carie et de nécrose étendue.

Le tympan peut être détruit entièrement et les osselets être éliminés avec le pus; on est surpris parfois de ces lésions considérables, coïncidant avec une absence plus ou moins complète de douleur.

Nous ne pensons pas que ce soit là un fait caractéristique, nous avons vu des syphilitiques souffrir énormément et M Duplay (1) signale ce fait; mais nous dirons avec M. Fournier qu'il faut se méfier de ces otorrhées non douloureuses et rechercher alors les autres signes héréditaires de nature spécifique.

Il faut alors instituer le traitement qui a ici comme sur les autres localisations de la maladie une heureuse influence.

L'iodure de potassium à petite dose (0,25

1. *Traité de chirurgie*, t. IV, p. 137.

par jour) et longtemps continué a, dans certains cas, une efficacité incontestable. Nous avons pu en apprécier les bons effets et sauf les cas où il faut agir vite et avec des doses élevées nous croyons que c'est là une médication excellente.

§ V. *Tuberculose*. — La tuberculose est de toutes les diathèses, celle qui agit le plus sur l'oreille moyenne par sa fréquence, son intensité et sa gravité; elle peut être primitive ou secondaire.

La tuberculose primitive de l'oreille est niée encore par beaucoup d'otologistes.

Tassel en donne une description en 1854 à la Société anatomique et M. Ranvier (1), en 1868, l'admet comme assez commune ; pour lui, sa rareté relative tiendrait au peu de recherches faites dans ce sens. Wilde, Lemaitre, Toynbee en ont rapporté des exemples. Schwartze a trouvé un tubercule de la

1. *Archives de physiologie* 1868.

grosseur d'un œuf de pigeon chez un enfant, et Zaufal (1) a cité un cas de tuberculose encapsulée du rocher.

Rillet et Barthez l'étudient spécialement dans leur traité des maladies des enfants, et pour eux le ramollissement de cette tuberculose est souvent la cause de la destruction tympanique et de l'otorrhée consécutive. Ils ont vu deux cas évidents de ce genre. Nélaton (2) assigne le cinquième rang comme fréquence aux tubercules de l'apophyse pétrée et c'est surtout dans le rocher, suivant cet auteur, et dans l'apophyse, d'après Menière, que l'on trouve des tubercules.

La matière tuberculeuse existe dans le temporal comme dans les autres os du corps, enkystée comme un tubercule isolée du poumon, ou infiltrée comme les tubercules en masse des mêmes organes. En se ramollissant elle peut rompre les parois de la

1. *Archives d'otol.*, etc., 1870.
2. *Recherches sur l'affection tuberculeuse des os*, thèse Paris, 1836.

poche et faire irruption dans la caisse ou la cavité crânienne. C'est à tort que Troëltsch (1) attribue la plupart des observations de tuberculose primitive de l'oreille à une erreur. Pour lui ce serait le pus qui en devenant épais formerait des masses caséeuses ressemblant de tout point à la tuberculose. Le pus, contenu et localisé dans les cellules mastoïdiennes peut, avec le temps, se dessécher et devenir caséeux, de là viendrait l'erreur.

D'autres enfin, sont tombés dans l'excès opposé en admettant que l'otite suppurée tuberculeuse est très souvent primitive et que c'est par la circulation générale que les poumons s'infectent. Le poumon, recevant le sang et tous les produits de résorption de l'économie, on s'expliquerait que ce fût là le siège préféré de la tuberculisation secondaire.

On est donc complètement autorisé à admettre la tuberculose primitive de l'oreille tout en reconnaissant qu'elle est rare.

1. *Traité des mal. de l'oreille.*

Mais, c'est surtout secondairement que l'oreille est atteinte. Schwartz, Itard, Triquet, Grisolles ont remarqué depuis longtemps la coïncidence de certaines otites avec la phtisie pulmonaire.

M. Prévot (1) rapporte une observation venant de M. Tillaux, où un tubercule, développé sur le tympan même, avait produit une perforation et une otorrhée consécutive, le sujet était manifestement tuberculeux.

Depuis, les observations se sont multipliées, le bacille de Koch a été trouvé dans l'écoulement et est venu affirmer sa nature.

M. La Bellière (thèse 1874) fait remarquer la fréquence de l'angine granuleuse et de la tuberculose pulmonaire, et il donne cette angine comme cause de l'otorrhée. La propagation se ferait par la voie tubaire. Ce qui tendrait à le prouver, c'est que l'affection débute dans la caisse au niveau de la partie voisine de la trompe; le promontoire surtout

1. *De l'otite chez les tuberculeux et de ses accidents,* thèse Paris, 1873.

est le siège de prédilection des tubercules.

On a invoqué comme cause de propagation la position horizontale, mais nous pensons que les efforts brusques, comme l'éternuement, l'action de se moucher, ont une influence très grande pour projeter les matières tuberculeuses dans la caisse, et on a pu dire, non sans raison et avec une certaine originalité de langage, qu'on se mouchait dans l'oreille moyenne. Ceci est vrai surtout chez les tuberculeux où indépendamment de la tuberculose naso-pharyngienne, la propagation à l'oreille peut se faire par les secrétions bronchiques remontant dans le naso-pharynx, et trouvant là des conditions favorables d'existence.

Habermann (1), sur 18 otorrhées existant chez des tuberculeux, a trouvé 9 cas de tuberculose indéniable de l'oreille. Dans un cas, il y avait une caséification complète de la muqueuse de la paroi interne de l'oreille

1. *Prager med Wochensch.* janvier, 1888.

moyenne et de l'antre. D'après Fraenkel, la tuberculose de l'oreille existerait chez 1/5 des tuberculeux.

Le plus souvent, le début est insidieux, à peine de légères douleurs ; la perforation peut se faire sans réaction, l'acuité auditive ordinairement diminuée peut rester relativement bonne.

La muqueuse se modifie sous l'influence de la diathèse; au début, on a de la rougeur, du gonflement, puis bientôt une destruction partielle. Parfois c'est un épaississement de la muqueuse qui se recouvre d'un mucus blanchâtre. On peut avoir aussi une dégénérescence caséeuse. Souvent il existe des granulations.

Puis, les muscles se ramollissent, se détruisent, les ligaments se macèrent et on peut avec des bourdonnements, voir survenir une surdité complète, c'est alors que les ulcérations et la carie font leur apparition, les osselets, en contact permanent avec le pus se dénudent et s'éliminent.

La trompe s'engoue, se congestionne, les cellules mastoïdiennes participent à l'inflammation et à la destruction ; le pus s'amasse dans la partie déclive de ces cavités et détruit leur mince feuillet. Le rocher se trouve alors pris de chaque côté et des lamelles osseuses peuvent se détacher et se mélanger au pus qui devient sanieux et fétide.

On a voulu trouver un signe distinctif dans le pus de l'otorrhée tuberculeuse. L'écoulement est indolent et sans fièvre, il est abondant, sanieux, blanchâtre ou blanc jaunâtre, demi fluide, parfois filant comme du blanc d'œuf, surtout au début ; d'une odeur fade, il est nauséeux mais généralement non fétide.

Dans les cas d'otite avec tuberculose pulmonaire avancée, un exsudat blanc grisâtre semblable à une plaque diphtéritique infiltre la muqueuse de la caisse et c'est surtout dans cette forme que l'on trouve le bacille de Koch (Bobonne).

La fétidité du pus qui existe parfois ne

vient pas toujours de lésions osseuses, elle pourrait être due, comme le fait remarquer M. Laventure Augé (1), à l'accumulation et à la rétention du pus dans la caisse. Cette fétidité n'aurait de valeur que si elle se manifestait tout à fait au début de l'otorrhée, car la carie et les ostéites peuvent faire leur apparition dès les premiers jours.

La perforation tuberculeuse paraît aussi avoir des caractères spéciaux, elle se fait en général dans la partie antéro-inférieure et assez loin de l'anneau tympanique, ce qui augmente la difficulté de l'écoulement du pus.

La perforation est ordinairement unique, mais il peut y en avoir plusieurs et Troëltsch en a vu jusque trois. Ces ouvertures s'aggrandissent par la fonte purulente des bords, se rejoignent et occupent bientôt toute la membrane.

1. *Considérations sur les écoulements purulents de l'oreille dans le cours de la tuberculose*, thèse Paris, 1895.

Les bords de la perforation sont lisses, arrondis, nets. Elle ressemble à une ouverture faite au trépan et ne présente nulle tendance à la cicatrisation; dans les cas d'otites graves, il ne reste souvent qu'un arc supérieur.

Le manche du marteau, quand il est conservé, contribue assez souvent à lui donner un aspect réniforme (Troëltsch).

Cette destruction est due à la marche rapide de la phtisie, les cas de cicatrisation sont très rares, il faut alors que ce soit au début ou que l'état général soit relativement bon.

Enfin il est un signe qui, en cas d'hésitation sur la nature de l'otorrhée, a une réelle valeur; c'est la constatation du bacille de la tuberculose dans le pus. Malheureusement sa recherche est assez difficile et, de plus, sa présence est inconstante.

Habermann (1) a constaté ce bacille non

1. Infection tuberculeuse de l'oreille moyenne *Zeitschrift für ohrenh.* bd VI, 1885.

seulement dans les sécrétions mais encore dans la muqueuse même de la caisse. Sur vingt et un examens d'oreilles provenant de tuberculeux, on a constaté cinq fois la tuberculose miliaire et quatre fois le bacille a été trouvé sur la muqueuse.

Mais ici, plus que l'élément microbien, l'état général est cause de la suppuration, il ne faudra donc pas se borner au simple traitement local.

Prise au début, l'otorrhée tuberculeuse peut guérir, on ne devra donc rien négliger pour arriver à ce résultat. Nous n'insisterons pas sur le traitement général de la tuberculose (créosote, corps gras, etc.).

Mais, si l'otorrhée existe chez un individu débilité, à tuberculose pulmonaire avancée, la thérapeutique devient impuissante et la seule indication paraît être de faire l'antisepsie de la caisse et de calmer la douleur si elle existe ; il est vrai que dans ces cas cette affection se trouve reléguée au second plan.

Nous avons vu aussi que la tuberculose, pour arriver à l'oreille, suivait en général la voie tubaire. Il résulte de cette indication que l'on doit faire des lavages du nez et de la gorge avec une solution antiseptique : résorcine, salycilate de soude, naphtol, sublimé, ce traitement serait surtout préventif; mais, de ce que le mal est déclaré et de ce que l'état général est mauvais, faut-il abandonner toute thérapeutique active?

§ VI. *Ménopause, irritation sexuelle.* — Les affections de l'oreille qui ont seulement pour cause l'irritation ou l'état inflammatoire des organes génitaux n'acquièrent pas en général un grand développement.

Mais, il en est autrement quand l'oreille est atteinte antérieurement, et principalement quand un écoulement chronique existe. C'est là la cause de l'aggravation de certaines otorrhées à la puberté.

Weber-Liel (1) fut un des premiers à met-

1. *Monatschrift. f. ohrenh.* n. 9.

tre ce fait en évidence. L'onanisme dans l'un et l'autre sexe doit être pris en considération. Tous les jeunes gens qui s'adonnent à ce vice honteux finissent tôt ou tard par avoir des manifestations naso-pharyngiennes (catarrhe, rhinite purulente, rhinite hypertrophique) et Weber-Liel rapporte l'observation d'un jeune homme qui ne dût la guérison de son otorrhée qu'à l'abandon de cette pratique funeste. Pour Calmeil la blénorrhagie aurait une action marquée sur l'écoulement d'oreille, mais c'est surtout chez la femme, dans la vie de laquelle la fonction génératrice occupe une si large place, que cette influence se fait surtout sentir. Une grossesse, une déviation utérine peuvent être cause d'une exacerbation ou d'une prolongation indéfinie de l'écoulement.

L'aménorrhée et la dysménorrhée peuvent déterminer du catarrhe chronique de l'oreille et l'entretenir ; il faut alors rappeler par des emménagogues l'écoulement supprimé ou diminué.

Plater (livre III, p. 375) rapporte l'observation d'une jeune fille de 13 ans qui avait une maladie des voix urinaires se manifestant par de la pollakiurie et de la polyurie ; en arrêtant cette évacuation exagérée on produisait un flux abondant de l'oreille droite qui disparaissait avec des diurétiques. Cette relation entre l'oreille et l'affection urinaire fut constatée deux ou trois fois et la malade finit par guérir.

La guérison d'otorrhées opiniâtres est due chez beaucoup de malades, au retour d'écoulements hémorrhoïdaux ou menstruels ou à la réouverture d'anciens ulcères dont on avait amené la cicatrisation.

De nos jours M. Menière (1) a montré l'influence de la ménopause.

L'âge critique se manifeste ordinairement par des bouffées de chaleur au visage, des étourdissements, des tintements d'oreille et

1. *Influence de la ménopause sur les maladies de l'oreille, Annales des maladies de l'oreille,* etc. 1885. p. 75-85.

de la dureté de l'ouïe. A la suite de la perturbation utérine il y a une prédisposition maladive qui facilite singulièrement les affections auriculaires.

La ménopause peut aussi à elle seule créer de toute pièce l'affection. Il en est de même pour beaucoup de maladies; il arrive un moment de la vie où l'organisme leur offre plus de prise, c'est une période critique qui peut durer une dizaine d'années; le danger semble ensuite relativement conjuré, la réceptivité diminue et la résistance augmente.

La ménopause, ferait chez la femme partie de cette période et les affections de l'oreille, au même titre que celles des autres organes sont aggravées sous cette influence.

Disons enfin, pour être complet, que la goutte, le rhumatisme et l'herpétisme paraissent avoir eu dans certains cas une influence sur l'otorrhée ; on a vu une otite franchement purulente dans le cours du rhumatisme, cesser quand la maladie atteignait les jointures pour reprendre ensuite.

Mais, ces observations sont rares et Grazzi
déclare avoir donné de l'arsenic sans aucun
résultat à des otorrhées dites herpétiques.

CHAPITRE VIII.

OBSERVATIONS.

Nous venons de rechercher d'une manière générale les causes qui entretiennent l'otorrhée, et nous avons vu leur fréquence; aussi les observations de cette affection abondent et leur reproduction complète ne trouverait son explication, que dans la rareté de la cause qui l'entretient

Nous nous sommes borné ici à résumer 65 cas d'otorrhée chroniques qui se sont présentés à la clinique de M. le docteur Rattel, de décembre 1894 à juin 1895, en indiquant la cause de leur prolongation, le traitement employé et le résultat obtenu.

Le traitement indiqué est celui sur lequel

on a spécialement insisté, ce qui n'exclut en rien l'antisepsie de l'oreille moyenne qui doit toujours être faite.

Emilie D., sans profession, 54 ans. — 5 novembre 1894. — Ecoulement datant de deux mois à droite. Perforation large. Otite externe furonculeuse. Injections de guimauve et borax, ensuite de sublimé. Guérison.

Jean K., écolier, 13 ans. — 30 mai 1895. — Perforation gauche, otite furonculeuse du conduit. Même traitement que ci-dessus. Guérison.

Mathilde S., 19 ans 1/2. — 24 mai 1895. — Otite externe droite, rétrécissement consécutif. Même traitement. Guérison.

Maurice D., libraire, 56 ans. — 6 novembre 1894. — Otorrhée double. Pharyngite granuleuse, rhinite hypertrophique. Cautérisation et irrigations du nez et de la gorge. Injections de sublimé dans les oreilles. Guérison.

Ernest B., garçon de recette, 32 ans. — 5 mai 1895. — Otorrhée double depuis 10 ans,

Catarrhe naso-pharyngien. Même traitement. Guérison.

Joséphine B., culottière, 31 ans. — 12 mai 1895. — Otorrhée double ancienne, pharyngite granuleuse, amygdalites fréquentes. Cautérisation des amygdales. Irrigations nasales et pharyngiennes. Grande amélioration.

Albert S., horloger, 20 ans. — 18 mars 1895. — Otorrhée droite. Perforation datant de 2 ans. Rhinite hypertrophique, pharyngite granuleuse. Cautérisation du nez et irrigations naso-pharyngienne. Guérison.

Louis D., bûcheron, 30 ans. — 4 mai 1895. — Otorrhée double depuis 17 ans. Catarrhe naso-pharyngien. Irrigations nasale et pharyngienne. En voie de guérison.

Henri H., écolier, 14 ans. — 11 janvier 1895. — Hypertrophie des amygdales. Catarrhe des trompes. Cautérisation des amygdales. Amélioration.

Marie N., écolière, 5 ans. — 27 septembre 1894 — Otorrhée droite, perforation. Pharyngite granuleuse, hypertrophie des amygdales. Cautérisation. Guérison.

Henri M., 4 ans. — 9 octobre 1894. — Otorrhée gauche. Rhinite catarrhale chronique. Irrigations du nez et de la gorge. Amélioration.

Maurice L., boucher, 32 ans. — 6 mai 1895. — Otorrhée gauche depuis 1 an. Catarrhe naso-pharyngien, irrigations nasale et pharyngienne. Guérison.

Marthe G., écolière, 12 ans. — 16 mai 1895. — Otorrhée gauche, granulations de la caisse, hypertrophie des amygdales. Cautérisation des tonsilles. Grandement amélioré.

Armand T., boucher, 18 ans. — 20 mai 1895. — Otorrhée double datant de 2 ans. Catarrhe naso-pharyngien. Irrigations nez et gorge. Guérison.

Henri W., écolier, 6 ans. — 3 mai 1895. — Otorrhée droite. Hypertrophie des amygdales. Cautérisation des tonsilles. Amélioration.

Léonin C., maçon, 40 ans. — 26 avril 1895. — Otorrhée double datant de 1 an. Rhinite hypertrophique, pharyngite granuleuse. Cautérisation du nez et irrigations. Guérison.

Maurice G., écolier, 7 ans. — 27 avril 1895.

— Otorrhée droite. Hypertrophie des amygdales. Cautérisation des tonsilles. En traitement.

Eugène M., bandagiste, 33 ans. — 3 mai 1895. — Otorrhée gauche depuis 8 ans. Pharyngite granuleuse, obstruction tubaire. Irrigations. Guérison.

Eugène P., écolière, 18 ans. — 28 mai 1895. — Otorrhée droite datant de 10 mois. Hypertrophie des amygdales. Cautérisation des tonsilles. Guérison.

Angèle M., écolière, 10 ans 1/2. — 12 avril 1895. — Otorrhée double datant de 5 ans. Hypertrophie des amygdales. Cautérisation. En traitement.

Maurice N., pharmacien, 47 ans. — 11 juin 1895. — Otorrhée droite datant de 5 ans. Rhinite catarrhale chronique. Polypes à droite. Pharyngite catarrhale. Irrigations naso-pharyngiennes. Amélioration.

Albert H., charbonnier, 70 ans. — 13 juin 1895. — Otorrhée gauche. Catarrhe chronique des trompes. Pharyngite catarrhale. Irrigations. Amélioration.

Henri G., coiffeur, 32 ans, 21 juin 1895. —

Otorrhée gauche datant de 25 ans. Rhinite catarrhe chronique. Irrigations naso-pharyngiennes. Guérison.

Jules P., ajusteur, 34 ans. — 3 décembre 1894. — Otorrhée droite datant de 6 mois. Perforation de la membrane de Schrapnell. Injections sublimé. Amélioration.

Marie C., sans profession, 64 ans. — 16 octobre 1894. — Otorrhée droite datant de 30 ans. Perforation de la membrane de Schrapnell. Injections de sublimé. Guérison.

Mathieu L., charpentier, 49 ans 1/2. — 29 mars 1895. — Otorrhée gauche datant de 18 mois. Perforation de la membrane de Schrapnell. Injection de sublimé. Amélioration, perdu de vue.

Georgette C., écolière, 10 ans. — 2 mai 1895. — Otorrhée gauche datant de 5 mois. Perforation large. Propagation à l'apophyse mastoïde. Injections abondantes de sublimé. Guérison.

Antoine G., employé, 27 ans. — 27 avril 1895. — Otorrhée gauche datant de 2 ans. Carie des osselets. Destruction du tympan. Injections de sublimé. Amélioration.

Léon C., marchand de vin, 16 ans. — 21 décembre 1894. — Otorrhée gauche perforation datant de 10 mois. Granulations de la caisse. Traitement au chlorure de zinc. Guérison.

Auguste C., coiffeur, 52 ans. — 24 décembre 1894. — Otorrhée droite datant de 5 mois. Granulations de la caisse. Chlorure de zinc. Guérison.

Louis L., comptable, 42 ans. — 6 décembre 1894. — Otorrhée double datant de 16 mois. Granulations du fond de la caisse. Chlorure de zinc. Amélioration.

Marie B., écolière, 12 ans. — 8 novembre 1894. — Otorrhée gauche datant de 8 ans. Granulations de la caisse. Chlorure de zinc. En traitement.

Augustine B., domestique, 34 ans. — 16 novembre 1894. — Otorrhée gauche datant de 8 mois. Granulations de la caisse. Chlorure de zinc. Guérison.

Jean C., charbonnier, 32 ans. — 23 novembre 1894. — Otorrhée droite granuleuse, début il y a 6 mois. Chlorure de zinc. Guérison.

Marie J., sans profession, 30 ans. — 11 mai 1895. — Otorrhée droite granuleuse, début il y a

16 ans. Chlorure de zinc et grattage. Amélioration.

Auguste S., employé, 25 ans. — 15 mai 1895. — Otorrhée gauche datant de 1 an. Granulations de la caisse. Chlorure de zinc. Guérison.

Marthe P., sans profession, 63 ans. — 12 février 1895. — Otorrhée gauche datant de 3 ans. Granulations du conduit et de la caisse. Chlorure de zinc. Guérison.

Elie C., cultivateur, 20 ans. — 25 février 1895. — Otorrhée remontant à l'enfance. Granulations de la caisse. Chlorure de zinc et grattage. Guérison.

Berthe R., employée, 23 ans. — 27 février 1895. — Otorrhée droite datant de 8 ans. Granulations. Chlorure de zinc. Amélioration.

Louis C., conducteur d'omnibus, 35 ans. — 7 mai 1895. — Otorrhée gauche datant de 2 ans. Granulations de la caisse. Chlorure de zinc. Amélioration.

Elise B., modiste, 22 ans. — 2 mai 1895. — Otorrhée droite. Granulations de la caisse. Chlorure de zinc et grattage. Guérison.

Emile J., écolier, 12 ans 1/2. — 22 mars 1895.

— Otorrhée double datant de 8 mois. Granulations de la caisse. Chlorure de zinc. Guérison.

Léon C., télégraphiste, 23 ans. — 6 avril 1895. — Otorrhée gauche datant de 1 an. Granulations de la caisse. Chlorure de zinc. Amélioration.

Jules A., cordonnier, 33 ans. — 19 avril 1895. — Otorrhée gauche. Granulations de la caisse. Chlorure de zinc. Guérison.

Elisa D., monteuse de fleurs, 27 ans. — 7 juin 1895. — Otorrhée double datant de 11 mois. Granulations de la caisse. Chlorure de zinc. Guérison.

Mélanie B., peintre, 21 ans. — 28 décembre 1894. — Otorrhée droite datant de 2 ans. Polype de l'oreille moyenne. Ablation. Chlorure de zinc. Guérison.

Adélaïde D., couturière, 26 ans. — 9 novembre 1894. — Otorrhée gauche datant de 15 ans. Végétations polypiformes à la partie supérieure de la caisse. Ablation, cautérisation. Guérison.

Nicolas P., comptable, 47 ans. — 1er mars 1895. — Otorrhée double, perforation, végétations polypiformes à droite. Ablation. Amélioration.

Eugénie A., sans profession, 46 ans. — 1ᵉʳ mars 1895. — Otorrhée gauche datant de 2 ans, polype de la caisse. Ablation, cautérisation au chlorure de zinc. Guérison.

André C., marchand de vin, 29 ans. — 16 novembre 1894. — Otorrhée gauche datant de 13 mois, polype de la caisse. Ablation, cautérisation au chlorure de zinc. Guérison.

Emile E., repousseur en cuivre, 52 ans. — 10 juin 1895. — Otorrhée droite datant de 40 ans, polype de la caisse. Ablation, cautérisation. Amélioration.

Eugénie G., écolière, 9 ans. — 10 décembre 1894. — Otorrhée droite remontant à l'enfance, tempérament scrofuleux. Toniques et reconstituants. Amélioration.

Aline S., écolière, 14 ans. — 17 décembre 1894. — Otorrhée remontant à l'enfance, tempérament scrofuleux. On insiste sur le traitement général. Amélioration, en traitement.

Laurent B., écolier, 13 ans 1/2 — 10 décembre 1894. — Otorrhée droite datant de 2 ans, tempérament scrofuleux. On insiste sur le traitement général. Amélioration.

Georges S., écolier, 12 ans. — 15 juin 1895. — Otorrhée double datant de l'enfance, tempérament scrofuleux. On insiste sur le traitement général. Grande amélioration.

Renée B., écolière, 12 ans. — 10 janvier 1895. — Otorrhée double datant de 1 an, tempérament lymphatique. On insiste sur le traitement général. Guérison.

Edmond P., écolier, 13 ans. — 7 janvier 1895. — Otorrhée double remontant à l'enfance. Tempérament scrofuleux. On insiste sur le traitement général. Amélioration.

Emile D., employé de bureau, 29 ans. — 10 décembre 1894. — Otorrhée droite datant de 20 ans, syphilitique. Traitement spécifique. Amélioration.

Auguste C., artiste lyrique, 28 ans. — 24 septembre 1894. — Otite moyenne spécifique. Mercure et iodure. Amélioration.

Marie L., employée, 40 ans. — 17 mars 1895. — Otorrhée gauche, syphilis ancienne. Traitement spécifique. Amélioration.

Maurice B., sans profession, 53 ans. — 10 novembre 1894. — Otorrhée double datant de 3 ans. Tuberculose pulmonaire. Traitement général. Amélioration.

François T., employé distillateur, 50 ans. — 30 octobre 1894. — Otorrhée double datant de 10 ans. Tuberculose pulmonaire. Traitement général. Amélioration.

Alphonse B., tourneur en cuivre, 30 ans. — 12 mars 1895. — Otorrhée double datant de 2 ans. Phtisie pulmonaire avec cavernes. Traitement général. Mort de tuberculose pulmonaire.

René L., artiste décorateur, 23 ans. — 18 juin 1895. — Otorrhée d'oreille datant de 10 ans. Sommets suspects. Traitement général. Amélioration, puis, on le perd de vue.

Marthe G., cravatière, 32 ans. — 28 juin 1895. — Otorrhée droite datant de 22 ans. Tuberculose pulmonaire peu avancée. Traitement général. Amélioration.

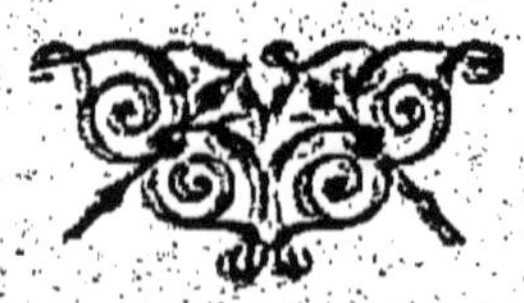

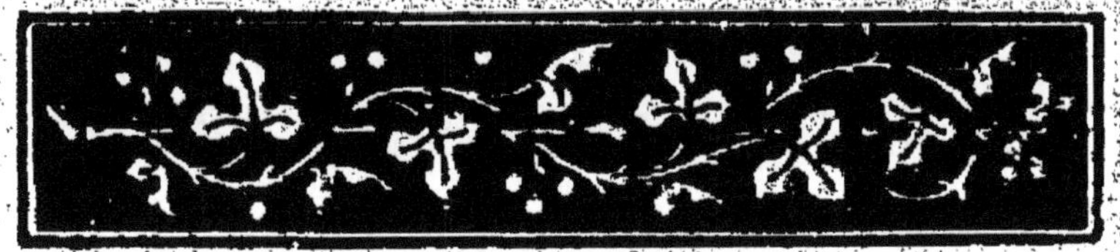

CHAPITRE IX

TRAITEMENT.

Nous avons, dans le cours de cette étude, indiqué à propos de chaque cas particulier le traitement local qu'il nécessite. Il nous reste à parler de l'antisepsie de la caisse, antisepsie qui doit toujours être faite minutieusement.

Si la variété des remèdes employés contre une affection est un signe de leur peu de valeur, on serait tenté de dire que l'otorrhée n'a pas de traitement efficace. Citons parmi les médicaments proposés le naphtol camphré, le salol, l'eau oxigénée, l'iodol, le chlorure de zinc, le tannin, l'europhène, l'alumnol, l'ozonéïne, l'iodoforme, l'essence de menthe poivrée, le trichlorure d'iode, le nitrate d'argent, l'acide chromique, etc., etc.

On peut les envisager au point de vue de leur action et les diviser en trois groupes : les astringents, les antiseptiques et les caustiques.

Nous exposerons ici le traitement que nous avons vu employer, que nous avons employé nous-même, et qui dans la plupart des cas nous a donné de bons résultats.

La caisse est ordinairement remplie de pus plus ou moins épais ; on doit donc tout d'abord en faire le nettoyage, soit par le cathétérisme, soit au moyen d'injections par la trompe, comme le recommande Politzer, soit par des injections externes.

Nous avons employé le sublimé comme antiseptique et presque toujours avec succès, car l'écoulement ne tardait jamais à tarir ; une solution de 0 gr 25 cent. pour un litre est suffisante. Ces injections doivent être fréquentes (trois fois par jour) et abondantes ;

elles doivent être faites tièdes et avec une pression modérée. Pour éviter les blessures du conduit, la poire en caoutchouc est préférable à la seringue en verre. On peut aussi employer la douche d'Esmarck, le siphon de Weber ou l'irrigateur Eguisier.

Après chaque injection, on laisse tomber dans l'oreille six à huit gouttes de la préparation suivante :

huile de vaseline . . .   15 grammes

salol. . . . .

résorcine . . . . }   aa 0,03 cent.

salycilate de bismuth. .

puis on applique un petit tampon de coton.

Cette huile, en même temps qu'elle assure l'antisepsie de la caisse, s'oppose à l'entrée des bactéries.

Nous avons pu également constater les bons effets de l'injection suivante :

Hydrate de chloral, 6 grammes.
Borax, 4 grammes.
Eau, 1 litre.

On devra, concurrement à ces injections, faire des irrigations du nez et des douches de la gorge surtout s'il y a une inflammation de ces cavités. On pourra employer la résorcine à 1/10000; le naphtol, 0,05 par litre; le salycilate de soude, une cuillerée à café par litre.

Les astringents et les caustiques sont utiles quand la suppuration est tarie et qu'il y a une hyperémie de la muqueuse avec granulations. On a employé l'acétate de plomb, le sulfate de zinc, etc. ; nous nous sommes bien trouvé du chlorure de zinc au 1/30.

Les poudres ont l'inconvénient de former un magma avec le pus et de s'opposer à sa sortie.

Il est parfois bon d'alterner les différentes injections afin d'éviter l'accoutumance.

Les régions maritimes, par l'activité plus grande qu'elles donnent à l'organisme, entretiennent les otorrhées qui deviennent alors non seulement intarissables, mais encore s'aggravent et amènent souvent des complications mastoïdiennes (Bergeron). Les vallées, les climats froids et humides, les saisons hivernales les accentuent; l'air sec des montagnes, les climats chauds favorisent par contre la guérison.

Enfin les habitations dont l'hygiène est défectueuse ne conviennent pas à cette maladie et certaines professions (lavandières, tanneurs) doivent être défendues.

Les efforts violents, en augmentant la pression atmosphérique dans la caisse, peuvent empêcher la cicatrisation tympanique; on devra pour cette raison éviter de se moucher fort. La perforation ne se ferme pas toujours, mais l'ouïe en souffre peu si les lésions n'ont pas été profondes. Le tympan artificiel de Yearsley et Erhard (boulette de coton) est parfois très utile et il nous paraît le plus recommandable. Il cause parfois une irritation suffisante pour amener une cicatrisation complète.

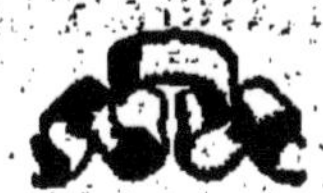

CONCLUSIONS.

Nous avons voulu démontrer que les causes de l'écoulement chronique de l'oreille moyenne sont nombreuses, qu'elles peuvent parfois être difficiles à diagnostiquer et qu'à chacune d'elles doit s'appliquer un traitement différent.

1° Si l'intervention chirurgicale est parfois nécessaire dans les cas de mastoïdite, de cholestéatome ou de carie profonde, le plus souvent, un traitement médical bien dirigé suffit pour tarir un écoulement ancien.

2° Trois causes, selon nous, ont une large part dans la prolongation de l'otorrhée et toutes trois sont justiciables d'un traitement médical.

Ces trois causes sont : les granulations de la caisse, les inflammations naso-pharyngiennes, l'état général du sujet.

3° Nous terminerons enfin en disant qu'il faut réagir énergiquement contre ces anciens préjugés, qui, en s'opposant à tout effort thérapeutique, font courir au malade un danger de chaque instant.

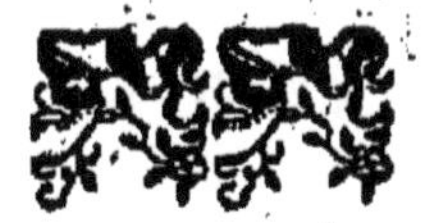

INDEX BIBLIOGRAPHIQUE

Alba. — De l'inflammation des cellules mastoïdiennes (Ann. de otol. y laryng. août
1884, n° 4).

Albespy. — De la meilleure méthode de nettoyage de la caisse et d'application des
agents thérapeutiques dans l'otorrhée
(Revue de laryng., d'otol., etc., 15 novembre 1893).

Anderodias. — Contribution au traitement chirurgical des otites chroniques suppurées rebelles (Thèse Paris, 1895).

*Annales des maladies de l'oreille, du larynx et
du nez* (Gougenheim et Lermoyez).

*Archives internationales de laryngologie, de
rhinologie et d'otologie* (Ruault et Luc),
1888-1896.

Aschkinasi. — Les otites moyennes purulentes

aiguës en rapport avec les maladies infectieuses (Thèse Paris, 1895).

Axenfeld. — Jean Wier et la sorcellerie (Conférence faite à la faculté de médecine de Paris, 1865).

Baginsky. — Du cholestéatome de l'oreille (Revue de laryng., d'otol., etc., 15 janvier 1895).

Baratoux. — Pathogénie des affections de l'oreille éclairée par l'étude expérimentale (Thèse Paris, 1881).

Bartoli. — Des végétations adénoïdes du pharynx nasal (Thèse Paris, 1893).

Belloir. — Contribution à l'étude de l'antisepsie médicale, de l'antisepsie de la rougeole et en particulier des grandes irrigations du nez, du pharynx et de la bouche (Thèse Paris, 1894).

Billiard. — Remarques sur quelques affections de l'oreille et de leur traitement (Thèse Paris, 1879).

Bing. — Des maladies de l'apophyse mastoïde et de leur relation avec l'organe de l'ouïe (Wienn. médic. Blatter, nᵒˢ 14, 15, 16, 1881).

Bobonne (San Remo). — Diverses formes d'otites purulentes chez les tuberculeux (Bolletino delle malattie dell' orechio, della gola et del naso, novembre 1889)

Brieger. — Les maladies de l'oreille moyenne dans le lupus du nez (Arch. F. Ohrenh. bd. 33, heft. 2, 1892).

Brisson. — Quelques considérations sur l'otorrhée sans lésions osseuses et sur son traitement (Thèse Paris, 1880).

Broca. — Opérations sur l'apophyse mastoïde (Archives internat. de laryng. rhin. et otol., tome VII, n° 6, 1894).

Bruncher. — Essai sur les lésions de l'appareil auditif dans la syphilis congénitale et acquise (Thèse Nancy, 1883).

Charazac. — Considérations sur les écoulements d'oreille (Revue médicale de Toulouse, 1er mars 1887).

Charazac. — Contribution à l'étude des tumeurs malignes de l'oreille (Revue d'otologie, de rhinologie, etc., n°° 1, 2, 3, 1892).

Chipault et Demoulin. — Méfaits de l'incision de Wilde (Ann., des maladies de l'oreille, etc., avril 1895).

Crevoisier de Vomécourt. — Contribution à l'étude du rôle des micro-organismes dans

— 155 —

les otites moyennes purulentes, leurs
complications mastoïdiennes (Thèse
Paris, 1892).

David et Estor. — Mycosis de l'oreille (Archives
de méd. et de chirurgie militaires,
septembre 1893).

Delstanche fils. — Contribution à l'étude des
tumeurs osseuses du conduit auditif
externe (Bruxelles, 1878).

Dugardin (Hâvre). — Note sur le traitement des
suppurations de la caisse par des instillations de sublimé (Société française
d'otol., et de laryng. 28 avril 1886).

Duplay. — Otite ostéo-périostique (Bulletin
médical, 27 août 1890).

Duplay. — Article oreille. Traité de chirurgie.

Duplay. — La mastoïdite suppurée (Union médicale, 2 février 1892.

Eitelberg. — Otite moyenne purulente, étiologie,
marche et traitement (Revue de laryng.
etc., 1er mars 1895).

Favraud. — Lymphangite péri-auriculaire simu-
lant la mastoïdite (Thèse Paris, 1895).

Fergusson (Dunedin). — L'emploi du sublimé
dans l'otorrhée (Zeitschrift. F. Ohrenh.
bd. 15, heft, 4).

Ferreri (Rome). — De la présence de bouchons cérumineux dans les cas d'affections chroniques de l'oreille moyenne (Revue de laryng., etc., 1er juin 1895).

Fiessinger. — Inflammation suppurée des cellules mastoïdiennes (Gazette médicale de Paris, novembre 1887).

Garnault. — Les maladies infectieuses dans leur rapport avec les maladies de l'oreille (semaine médicale, Paris, 1894, XIV, 1-4).

Garnault. — Précis des maladies de l'oreille, 1895.

Germe. — Du progrès et de la routine considérés principalement en médecine, leçon faite en 1870 à l'École de médecine d'Arras.

Gervais. — Des abcès mastoïdiens liés aux affections de l'oreille (Thèse Paris, 1879).

Grallan. — De l'antisepsie buccale et nasale (Thèse Paris, 1894).

Greliche. — Infection d'origine nasale (Thèse Paris, 1894).

Grazzi. — L'otorrhée, ses causes, ses effets et son traitement (Milano, 1880).

Habermann. — Nouvelles recherches sur l'anatomie pathologique de la tuberculose de l'oreille (Prayer méd. Woch., janvier 1888).

Habermann. - Infection tuberculeuse de l'oreille moyenne (Zeitschrift für Ohrenheilkunde, band 6, 1885).

Hartmann. — Inflammation de l'oreille moyenne chez le nourrisson (Ann. des mal. de l'oreille, etc., mars 1895).

Jacob. — Diagnostic des affections de la caisse du tympan (Thèse Paris, 1888).

Jacquemard. — Des suppurations anciennes des oreilles (Revue de laryng., etc., 15 février 1892).

James L. Minor. — Un cas d'otite parasitaire, otorrhée surdité (New Orleans med. and surg journal, décembre 1891).

Jany. — Du rapport des maladies de l'oreille moyenne avec les affections du rhinopharynx (Thèse Paris, 1894).

Jégu. — De la syphilis de l'oreille, état actuel de nos connaissances (Thèse Paris, 1884).

Kirchner. — Les maladies de l'oreille dans le diabète sucré (Monatschrif f. Ohrenh., 1884, nº 12).

Kirchner et Wurtzbourg. — Syphilis de la caisse (Archiv. f. Ohrenh., band. 28, heft 3).

Kuhn (Strasbourg). — Des maladies de l'oreille chez les diabétiques (Archiv. für Ohrenh., band 29, heft 1-2).

Lacroix. — Traitement des épaississements de la cloison des fosses nasales (Thèse Paris, 1895).

Ladreit de Lacharrière. — Article « Oreille » du Dictionnaire encyclopédique des sciences médicales.

Lancereaux. — Traité de la syphilis, 1866 et 1873.

Larricq. — Du traitement des suppurations mastoïdiennes (Thèse Paris, 1894).

Laventure-Augé. — Ecoulement purulent de l'oreille dans le cours de la tuberculose (Thèse Paris, 1875).

Lecointre. — Hypertrophie du segment post. des cornets (Thèse Paris, 1895).

Lermoyez et Helme. — Les staphylocoques et l'otorrhée (Annales des mal. de l'oreille, janvier et juillet 1895).

Lœwenberg. — Des champignons parasitaires de l'oreille humaine (Étiologie, prophylaxie, traitement). Applications à la thérapeutique générale (Gazette hebdomadaire de médecine Paris, 1880, 2° semestre, 579).

Lœwenberg. — Les tumeurs adénoïdes du pharynx nasal, in-8°, Paris, 1879.

Luc. — Contribution à la question de l'ouverture large des cavités de l'oreille moyenne comme moyen curatif de certaines otorrhées rebelles (Archives internationales de laryng. etc., mai-juin 1894).

Malherbe (A.). — L'évidement pétro-mastoïdien dans le traitement des suppurations de l'oreille moyenne (Thèse Paris, 1895).

Martha. — Des microbes de l'oreille (Annales des mal. de l'oreille, du larynx, etc. Paris, 1893, (549-552).

Martin (*Henri*). — Contribution à l'étude des affections chroniques de l'oreille moyenne et en particulier de l'étiologie et du traitement (Thèse Paris, 1885).

Ménard. — De l'otite moyenne purulente (Thèse Paris, 1876).

Menière. — Traité d'otologie clinique, Paris (1895).

Menière. — De l'influence de la ménopause sur

les maladies de l'oreille (Annales des
mal. de l'oreille, du larynx, etc. Paris,
1885, 75-85).

Milligan. — Traitement des granulations de
la membrane muqueuse tympanique
(Liverpool med. chirg. Journ , janvier 1891).

Moos. — Du rapport existant entre les micro-
organismes et les affections de l'oreille
moyenne (Deutsch medecin Wochen-
chrift n° 11 et 12, 1891).

Netter. — Recherches bactériologiques sur les
otites moyennes aiguës (Annales des
mal. de l'oreille, etc., 1888, p. 493).

Ouspensky. — Lupus de l'oreille moyenne (Annales des mal. de l'oreille, mars 1891).

Pauzat. — De l'ostéomyélite du temporal comme
complication de l'otite moyenne suppurée (Annales des mal. de l'oreille,
etc., 1893, p. 753).

Pegou. — Traitement de l'otite moyenne suppurée par le salol camphré (Thèse
Paris, 1891).

Politzer. — Du cholestéatome de l'oreille au
point de vue anat. et pathol. (Ann. des
maladies de l'oreille, avril 1891).

Politzer. — Traité des mal. de l'oreille.

Potiquet. — Végétations adénoïdes ; la maladie et la mort de François II, (Méd. moderne, 9 décembre 1892).

Pottier. — Du traitement de la surdité consécutive à l'otite moyenne purulente (Thèse Paris, 1889).

Prévot. — De l'otite chez les tuberculeux et de ses accidents (Thèse Paris, 1873).

Raoult. — Essai sur les perforations de la membrane de Schrapnell (Thèse Paris, 1893).

Rasmussen et Schmiegelow. — Contribution à l'étude des tumeurs malignes de l'oreille moyenne (Zeitschrift fur Ohrenh., bd 15, heft 2-3).

Revue mensuelle de laryngologie et de rhinologie. (E.-J. Moure, 1880-1896).

Rillet et Barthez. — Traité des maladies des enfants.

Robin (Albert). — Des affections cérébrales consécutives aux affections non traumatiques du rocher et de l'app. auditif (Thèse d'agrégtion, 1884).

Souza-Leite. — Des polypes de l'oreille et de leur traitement (Thèse Paris, 1895).

Tillaux. — Otite moyenne, nécrose et suppuration de l'apophyse mastoïde (Gazette des hôpitaux 11 septembre 1890).

Valentin (Berne). — Un cas de muguet de l'oreille moyenne (Archiv. f. Ohrenh., bd. 26, heft 2, 1888).

Wagner (Lille). — Contribution à l'étude des rapports des tumeurs adénoïdes naso-pharyngiennes avec l'otite purulente chronique (Société franc. d'otol. et de laryng, séance du 4 mai 1891).

Walb. — Ouverture fistuleuse du pôle supérieur de la membrane du tympan (Arch. fur Ohrenh., band. 26, heft 3 et 4.

Weber-Liel. — De l'influence des irritations sexuelles sur les maladies de l'oreille, (Monatschrift f. Ohrenh., 1883, n° 9.

Weissmann. Traitement des suppurations de l'attique (Thèse Paris, 1895).

Woakes (*E.*). — Syphilis de l'oreille (British M. J. Lond., 3 octobre 1885, 642-644).

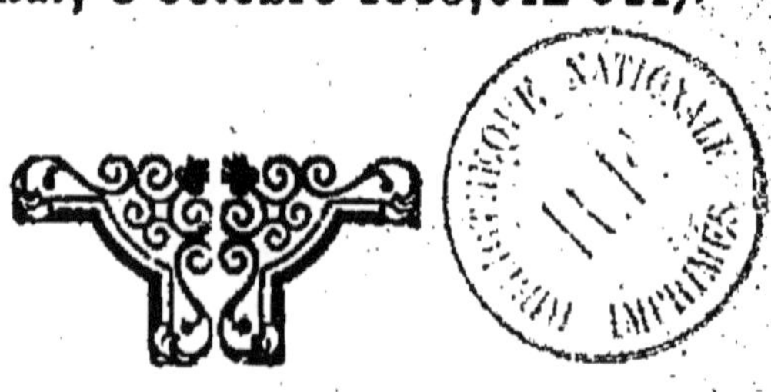

Achevé d'imprimer le 1ᵉʳ Mars 1896

Par E. JAMIN

maître-imprimeur, à Laval,

Pour le Dᵣ Albert MARLIÈRE

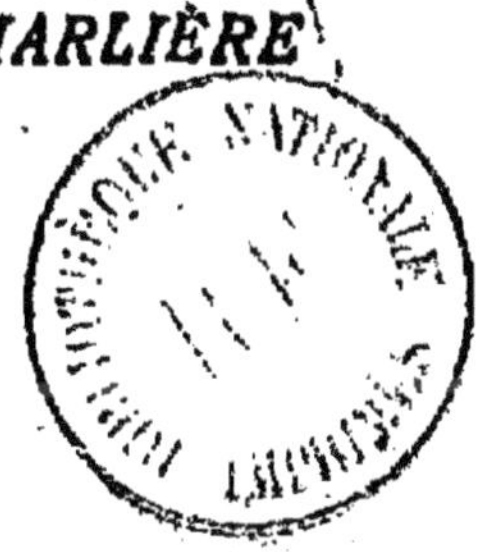

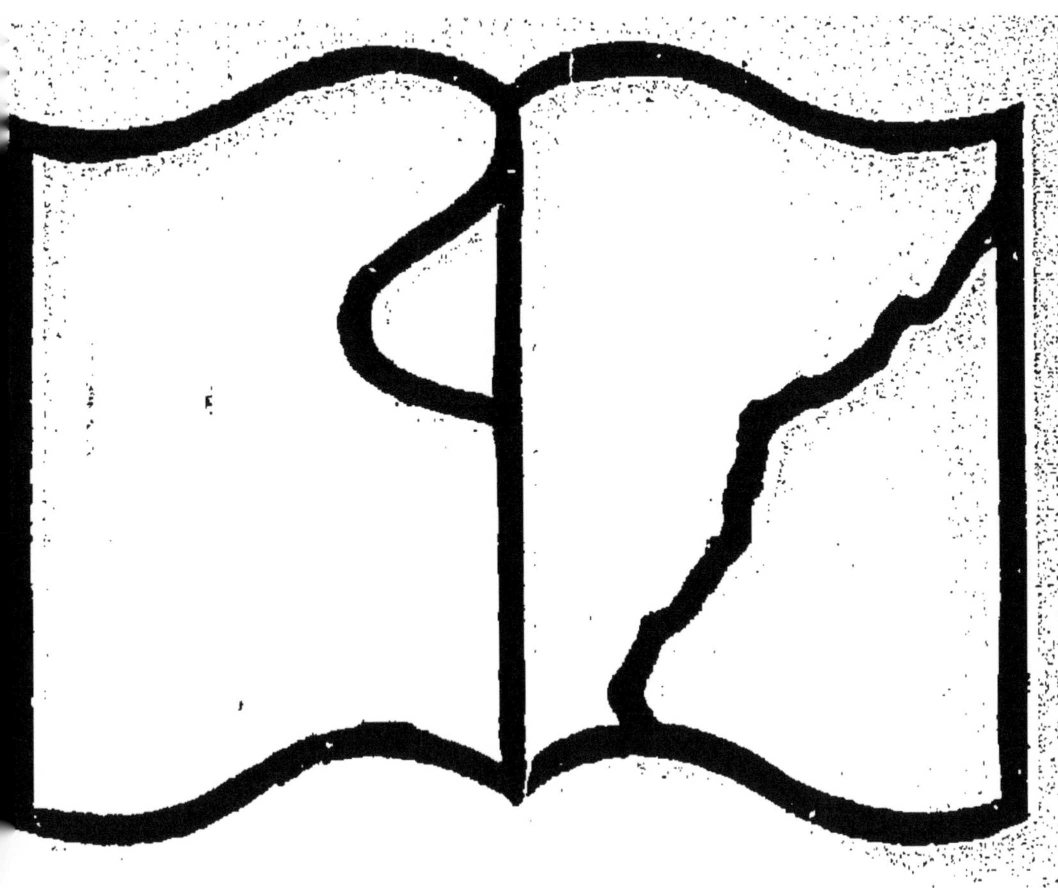

www.ingramcontent.com/pod-product-compliance
Ingram Content Group UK Ltd.
Pitfield, Milton Keynes, MK11 3LW, UK
UKHW022223120726
13694UKWH00002B/670